ÉTUDE D'HYGIÈNE

DE

L'AGUERRISSEMENT DES ARMÉES

PALESTRIQUE, ENTRAINEMENT, HYGIÉTIQUE
SOMASCÉTIQUE

PAR LE

Vte DE VAURÉAL

Docteur en médecine de la Faculté de Paris,
Ex-médecin du bureau de bienfaisance du VIe arrondissement
et de l'exposition universelle de 1867,
Membre des sociétés médicales d'émulation, d'hydrologie et de médecine légale,
Professeur d'hygiène de l'association polytechnique.

PARIS
ADRIEN DELAHAYE, LIBRAIRE-ÉDITEUR
PLACE DE L'ÉCOLE-DE-MÉDECINE
1869

DE

L'AGUERRISSEMENT

DES ARMÉES

DU MÊME AUTEUR.

Essai sur l'histoire des ferments; de leur rapprochement avec les miasmes et les virus. — Paris, 1864.

Esquisse sur les effets physiologiques et thérapeutiques de l'eau. — Paris, 1865.

Du choléra asiatique et de ses indications. — Paris, 1866.

Du rôle de l'eau dans la nature. — Paris, 1867.

MÉMOIRES.

De la rigidité cadavérique et de l'irritabilité musculaire (*Union médicale*).

Du traité des poisons de Meimonides (*Union médicale*).

Des exanthèmes dans le rhumatisme (*Union médicale*).

De la digestion du sang (*Union médicale*).

Des propriétés électriques de l'épiderme (*Bulletin de la Société d'hydrologie*).

Des causes de la mélancolie (*France médicale*).

De la physiologie infantile (*Union médicale*).

Paris. — Imprimerie de E. MARTINET, rue Mignon, 2.

ÉTUDE D'HYGIÈNE

DE

L'AGUERRISSEMENT DES ARMÉES

PALESTRIQUE, ENTRAINEMENT, HYGIÉTIQUE
SOMASCÉTIQUE

PAR LE

Vte DE VAURÉAL

Docteur en médecine de la Faculté de Paris,
Ex-médecin du bureau de bienfaisance du VIe arrondissement
et de l'exposition universelle de 1867,
Membre des sociétés médicales d'émulation, d'hydrologie et de médecine légale,
Professeur d'hygiène de l'association polytechnique.

PARIS
ADRIEN DELAHAYE, LIBRAIRE-ÉDITEUR
PLACE DE L'ÉCOLE-DE-MÉDECINE
1869

DE L'AGUERRISSEMENT DES ARMÉES

PREMIÈRE PARTIE

CHAPITRE PREMIER

DE L'AGUERRISSEMENT

« Les hommes, les armes, l'argent et le pain sont les nerfs de la guerre ; mais de ces quatre les deux premiers sont les plus nécessaires, parce que les hommes et les armes font du pain et de l'argent, mais le pain et l'argent ne font pas des hommes et des armes » (Machiavel, *Dell' arte della guerra*, p. 146.)

Faire des hommes, c'est la tâche que se sont imposée les plus illustres législateurs de l'antiquité, et ce n'est pas sans raison que Machiavel a vanté l'organisation militaire des Grecs et des Romains ; ce génie puissant, dans l'étude féconde des anciens, a vu clairement l'esprit des lois et la cause des grandeurs de ces peuples et de ces rois qui se sont tour à tour disputé l'empire du monde et arraché le sceptre du progrès.

Faire des sociétés, c'est le but vers lequel ont tendu tous les efforts humains, depuis les premiers âges jusqu'à l'ère chrétienne. On peut dire, à bon escient, que ce qui a fait la splendeur et la force du catholicisme, c'est qu'il a su perfectionner l'organisation humaine. Pour parfaire les sociétés modernes, toute la science humaine est nécessaire, et rien de ce qui a été reconnu utile et bon ne doit être repoussé.

Malheureusement l'humanité oscille dans sa marche, et toute révolution qui fait un terrain net, balaye en même temps le bon et le mauvais dans les décombres du passé, en confondant tout ce qui a été, dans un même sentiment de mépris ou de haine. C'est ainsi que les Pères de l'Église (saint Jérôme, *Epist.;* saint Augustin, *Civit. Dei;* Origène, etc.) ont accusé les Grecs et les Romains d'avoir tout fait pour matérialiser l'homme. La réaction fut même si violente, dans les premiers siècles du christianisme, contre l'esprit de ces peuples qui déifiaient l'homme en matérialisant la divinité et qui avaient cherché le *bien* dans le *beau* (Doriens), qu'on vit la plus grande partie de l'Église orientale faire un dogme de mépris de la beauté corporelle, et représenter le Christ avec toutes les défectuosités, toutes les laideurs qui peuvent accabler l'homme déchu.

Cependant l'intérêt des hommes a été, est et sera toujours le même; leur intérêt, c'est la vie. La vie dans le temps, veut le pouvoir de la défense et même de l'attaque. La vie pour toujours, veut l'association ou la solidarité. Ces deux lois ne changent pas, qu'on les applique à l'homme ou à l'humanité; elles se sont de tous temps exprimées par la guerre et la religion. Le premier âge a eu la religion de la guerre, le moyen âge les guerres de religion, et toujours la guerre homicide a été le moyen conservateur de l'espèce humaine en l'empêchant de s'abâtardir, en élevant sa puissance physique et morale, en faisant prévaloir les races les plus fortes sur les plus faibles.

Est-ce à dire que la guerre est la loi fatale de l'humanité ? Cette proposition est tellement loin de ma pensée que je la considère comme condamnable, parce qu'elle est contraire à la raison du progrès, à cette raison que l'avenir nous promet de plus en plus éclairée par la science.

La guerre est l'expression d'une loi élevée qui ne demande à se traduire que par une expression meilleure, l'*industrie*. Une nation qui est vivante ne connaît pas le repos qui est la mort. La paix n'est pas le repos, c'est une application plus profitable des activités humaines, c'est l'industrie; la paix prise dans un autre sens, c'est la décadence. Janus avait deux faces, mais l'une comme l'autre commandaient l'activité. Que ce soit la guerre ou l'industrie qui exprime l'intérêt de la vie, je répondrai avec une conviction inébranlable : cet intérêt veut que l'homme soit fort, qu'il jouisse de tous les attributs de sa nature. Sans hommes forts il n'y a que des sociétés faibles, et si elles subsistent, c'est qu'elles ont des soldats; elles s'appuient donc sur la force, sans l'avoir en elles-mêmes.

Entre le passé où la guerre a été la Providence de

l'humanité et l'avenir où elle sera remplacée par l'industrie, il y a une transition malheureuse, funeste même pour les races déjà vieillies : cette transition est le fait de la poudre, et si Machiavel vivait aujourd'hui, il se plaindrait probablement de ce que les deux nerfs de nos armées sont les fusils et l'argent

Sous l'influence de cette révolution accomplie dans l'art de la guerre, l'*oplomachie* est devenue un vieux mot remplacé par « charge en douze temps », puis par « fusil Chassepot ». Il en résulte qu'on n'a plus besoin de faire des hommes et qu'on les trouve tout faits. En réalité, cela n'est pas aussi simple. Je prends l'exemple de la France : on écrème la population de vingt à vingt-sept ans, et après un minutieux triage on obtient chaque année, si l'on veut, 80 à 100 000 hommes capables de servir sous les drapeaux. On use du réengagement qui offre l'avantage de conserver des soldats déjà faits et qui résistent mieux aux causes de maladies ou de mort. Ce n'est donc que sur une partie relativement faible de la nation que l'on opère en prélevant le contingent habituel. Mais ce n'est pas ce choix qui constitue la valeur réelle de l'armée française, c'est le triage définitif qui s'effectue sous les drapeaux, puis celui qui résulte des campagnes en Algérie, enfin celui qui s'opère au camp.

Pour exprimer plus nettement ma manière de voir, je dirai qu'en France on n'aguerrit pas les soldats, ils s'aguerrissent d'eux-mêmes par la vie du camp et par la guerre. L'Algérie est un terrain d'aguerrissement où les faibles succombent, ceux qui résistent forment des troupes d'élite. La vie du camp éprouve la solidité des troupes, sépare les éléments mauvais des bons qu'elle met en haleine. On peut prendre pour exemple le camp de Boulogne, où l'armée, soumise à un régime de campement, de travaux et de manœuvres, devint capable de supporter sans se désorganiser trois campagnes successives.

D'après cet exemple, on peut dire avec Machiavel : « Que ne pourrait-on pas d'une armée composée d'hommes préparés dès l'enfance à toutes les vicissitudes, à toutes les fatigues, libre qu'elle serait des inconvénients des armées modernes? » (*Dell' arte della guerra*). Et l'on peut répondre à cette pensée de Machiavel en invoquant l'exemple de la Prusse, qu'on a vue « vaincue trois fois, écrasée par l'impôt, épuisée, sans être avilie, par l'occupation étrangère, veuve de deux générations décimées sur les champs de bataille, se relever de tant de désastres, seulement aidée des imitations de la *Tugendbund*, et grâce à la somascétique, modeler au physique comme retremper au moral une jeunesse ardente, vigoureuse, rompue dès l'enfance aux leçons du gymnase, et qui, enflammée de l'enthousiasme des accents de Kœrner, vint, à son tour, venger sur la France les désastres de son pays » (Saint-Marcel, *De l'exercice*, 1853). De la Prusse, enfin, qui, aujourd'hui, rêve l'empire d'Allemagne.

En France, comme en Prusse, on reconnaît donc que malgré le canon et le fusil perfectionnés, il faut des hommes préparés pour la guerre. Déjà la Prusse surpasse la France comme culture des hommes, et la France ne fait que des soldats qu'elle prend dans la nation, tandis que la Prusse fait une nation de soldats à volonté guerrière ou industrielle.

Non-seulement il est facile à toute nation d'imiter la Prusse, mais il est possible de la surpasser comme somascétique et comme aguerrissement. Telle est l'assertion que je me propose de prouver en montrant aussi la facilité des moyens qui permettraient d'atteindre le but.

CHAPITRE II

PARALLÈLE DE LA SOMASCÉTIQUE ET DE L'HYGIÉTIQUE

Établissons d'abord une distinction importante : Veut-on faire une nation forte, il faut instituer la palestrique. Veut-on faire une armée forte, il faut pratiquer l'aguerrissement. La palestrique et l'aguerrissement sont des choses différentes ; mais qu'on veuille faire l'une ou l'autre ou toutes les deux en même temps, ce qui serait le plus sage et le plus utile, il faut recourir à une méthode rationnelle, positive, sûre dans ses procédés comme dans ses résultats, c'est l'hygiétique.

Cette méthode repose sur la connaissance parfaite de l'homme sain ou malade, sur l'appréciation exacte des moyens qui peuvent modifier la santé ou la maladie. Cette méthode repose sur toutes les sciences médicales, elle ne peut avoir de juges compétents que ceux qui les possèdent, enfin cette méthode qui est la pratique de l'hygiène, ne peut être intelligemment appliquée que par des médecins. Qui peut le plus, peut le moins, et il est bien plus facile d'augmenter l'état de santé que de diminuer l'état de maladie.

L'hygiétique appliquée à l'aguerrissement permettrait en trois mois, et *sans déchet*, d'obtenir une armée plus saine, plus forte, plus courageuse, mieux disciplinée, qu'on ne peut l'obtenir avec beaucoup de pertes par trois mois de campagne.

Non-seulement l'hygiétique assurerait les bénéfices de l'aguerrissement à tous les hommes qui sont sous les armes, et les rendrait capables de supporter les fatigues et les vicissitudes de la guerre, mais elle les rendrait difficilement accessibles aux causes de maladies qui déciment plus les rangs que la mitraille.

Enfin l'aguerrissement méthodique assurerait en trois mois, aux troupes qui l'auraient subi, une valeur physique et morale bien supérieure à celle des troupes qui ne sont aguerries que par le fait seul de la guerre.

Puisse cette ébauche faire comprendre la possibilité de tirer d'immenses avantages de l'hygiène pour le développement des nations et le bien-être des hommes! Puisse-t-elle, bien qu'insuffisante comme étendue, démontrer la facilité de la pratique! J'ai divisé ce travail en trois parties : la première est un coup d'œil sur l'histoire de la palestrique; la deuxième, un sommaire de l'hygiétique; la troisième, un exposé rapide de la somascétique.

CHAPITRE III

APERÇU HISTORIQUE. — ORIGINES DE LA GYMNASTIQUE

Nous trouvons dans l'*Iliade* une description des funérailles de Patrocle, dans laquelle Homère parle des jeux qui y sont célébrés comme usités depuis longtemps; l'origine de la gymnastique se perd dans la nuit des temps, car on trouve la pratique des danses sacrées et guerrières chez les peuples les plus anciens. Les Aryas célébraient les rites sacrés du Soma et de l'Ignis avec des danses (Maury, *Antiquités*). Les danses, la chasse, la guerre, des mœurs simples et instinctives comme celles des fauves, suffisent pour faire des tribus remarquables par la force, l'agilité, la santé et le courage. J'ai entendu dire à un voyageur digne de foi, qu'il avait vu en Sénégambie un des noirs de la caravane soutenir les fatigues de la marche avec un pied très-enflammé, par suite d'une épine qui l'avait blessé au gros orteil. Les applications d'herbe mâchée n'ayant pas suffi à calmer son mal, le nègre s'amputa lui-même le gros orteil avec son couteau, se banda et put continuer ensuite la marche moins péniblement et sans aucun accident. Cette immunité pour la souffrance et surtout pour les accidents morbides, nous la retrouvons chez tous les hommes qui doivent une santé parfaite à une organisation robuste et à une vie de chasseur ou de guerrier.

Rien ne peut faire mieux saisir l'étonnante vitalité

de l'organisme à l'état sain, que l'expérience suivante de Magendie : Il prit un chien courant, lui fit une large plaie dans les muscles de la cuisse, et il y ensevelit une grenouille vivante en laissant passer sa tête à travers la suture qui réunissait cette plaie par première intention. La cicatrisation s'opéra sans suppuration, et quand l'illustre physiologiste disséqua la plaie cicatrisée quelques jours après, il ne trouva pas de vestiges du corps de la grenouille. Elle avait été digérée par la plaie aussi bien que par un estomac actif. Cette expérience ne peut réussir que sur des chiens en haleine, c'est-à-dire se rapprochant de l'état sauvage.

Ceux qui ont imaginé la mythologie avaient reconnu l'influence de l'exercice sur la santé, car ils ont fait Hygie la déesse de la santé, fille de Coronis, le dieu de la danse, et pour mieux préciser leur idée, ils ont marié avec Hygie le dieu de la médecine.

La gymnastique des Grecs est celle qui a pris le plus d'extension, et c'est à Iccus de Tarente, selon Hippocrate et Galien, ou à Herodicus de Selivrée, selon Platon (*Republ.*, lib. III), que l'on doit de l'avoir réduite en principes et démontrée méthodiquement.

CHAPITRE IV

MÉTHODE GYMNASTIQUE DES GRECS

Les Grecs, se basant sur l'expérience acquise par une longue pratique, ont établi trois divisions dans leur gymnastique; elles se distinguent par la nature des exercices et par le but que chacune d'elles permettait d'atteindre.

Ces trois divisions sont : la palestrique ou gymnastique propre à l'éducation et au développement des forces, l'oplomachie ou gymnastique militaire, l'orchestrique ou gymnastique rhythmée et scénique. La palestrique se composait de la gymnastique normale concernant les mouvements partiels du corps, la marche, la course, le saut en longueur et en hauteur, avec ou sans haltères; la natation avec ses variétés, l'exercice du ceste, la lutte droite ou couchée, l'achrochéirisme (*Petr. faber agonisticon*, part. IV, chap. XII, lib. 1); enfin le pugilat et le pancrace auquel on pouvait ajouter l'usage du ceste. L'oplomachie contenait le maniement des armes et les exercices militaires.

L'orchestrique était divisée en quatre parties : l'emmélie ou danses religieuses, les danses militaires, les danses scéniques, enfin la mimique.

L'enseignement était fait par des officiers attribués spécialement à un genre d'exercices.

Dans les officiers palestriques il y avait des *pédotribes* ou briseurs d'enfants. Ils étaient chargés de les assouplir par des massages et de leur enseigner les premiers éléments.

Venait ensuite le *xystarque*, qui présidait à tous les exercices du xyste couvert et découvert, à ceux du stade et à tous les exercices de l'adolescence.

Le *gymnaste* avait la direction générale et présidait aux dernières études. Il était aussi chargé du gouvernement moral, et d'après Galien, il remplissait plutôt un sacerdoce qu'un office. Le gymnaste était versé dans les connaissances approfondies de l'art chirurgical et de l'art médical. Il était chargé du soin des luxations et des fractures. Aussi est-ce parmi les gymnastes que nous trouvons les noms les plus célèbres des médecins de la Grèce : Hippocrate, Dioclès de Caryste, Antyllus, Archigène d'Apanée, Galien, étaient des médecins palestriques, et leurs œuvres prouvent qu'ils puisèrent dans le gymnase une grande partie de leurs connaissances si profondes, parce qu'elles étaient basées sur l'observation incessante des phénomènes physiologiques.

L'*agonothète*, enfin, était chargé de décerner les prix sur un jugement motivé. Plutarque nous représente Marc-Antoine à Athènes, se dépouillant des insignes de sa dignité pour revêtir ceux d'agonothète, et l'en loue au nom de la philosophie et de la discipline.

Du temps de Périclès il existait à Athènes un assez grand nombre de palestres particulières et deux gymnases publics (Plat., *Lois*, liv. VII), qui étaient des institutions modèles, où l'on prenait des enfants pour rendre à la patrie des citoyens et des hommes accomplis.

L'enfance, l'adolescence et l'âge adulte se pressaient dans le gymnase disposé pour la vie tout entière, pour toutes les conditions et tous les âges, c'était un asile consacré où les riantes idées du plaisir se trouvaient pour l'enfant comme les pensées sérieuses de la philosophie pour l'homme mûr.

Le vieillard épuisé et l'athlète trop exubérant se rencontraient dans la tiède atmosphère du *tepidarium*, pendant qu'une foule bourdonnante de nouvellistes s'ébattait près des *apodytères* élégantes à côté des vestiaires, asile parfumé des *dropacistes* et des *unguentaires*. A peine sortis des mains des *strigillaires* et des *tractateurs*, et déjà délassés de leurs luttes violentes, les mêmes hommes qui venaient d'exercer leurs corps, exerçaient avec autant d'ardeur leurs esprits dans les discussions qui s'élevaient sous les ombreux portiques.

« Si le grammairien n'y perdait pas ses tropes, qu'était-ce du dialecticien dont l'art, avec ses attaques dissimulées, ses déductions socratiques, véritables embuscades de mots, leur présentait encore l'image d'un combat.

» Partout enfin le sentiment et le fait, l'esprit et la matière, s'aidaient par un heureux mélange à un mutuel développement : l'aigre froissement du fer des lanistes accompagnait la récitation verveuse du mordant ïambe, le lourd gantelet du pugilateur scandait à coups redoublés le rhythme pompeux de l'hexamètre, et le sourd grondement du ceste tournoyant sous la main puissante du discobole, répondait à l'abondance méthodique d'une invective cicéronienne. » (Saint-Marcel, *de l'exercice.*)

Les Grecs ne se contentèrent pas de ces gymnases, ils voulurent encore les *cynosages*, pour les esclaves, afin qu'ils pussent aussi bénéficier de l'exercice, et leur sollicitude s'étendant aux infirmes, aux convalescents et aux femmes, ils firent des jardins afin de leur assurer les bienfaits de la promenade rendue attrayante par des eaux vives et de frais ombrages.

Les temples, à l'exemple de Delphes, étaient ceints d'un bois sacré; Athènes se parait de nombreuses promenades comme le Lycée, le Plataniste, le Céramique, le Portique, les jardins d'Academus. Ils imitaient les Mèdes, qui avaient réservé de vastes promenades autour d'Ectabane et les délicieux jardins de Pérus.

L'éducation physique, telle qu'elle a été réalisée par les législateurs de la Grèce, est sans contredit celle qui prouve le plus les avantages que l'on peut tirer de l'hygiène appliquée à la culture des hommes et au développement d'une nation. — Cette éducation permettait de modeler l'homme au moral comme au physique, elle fait comprendre la pensée de Platon dans toute sa portée politique :

« Si vous voulez régenter les esprits, commencez par les corps. » (*Lois*, liv. V.)

Le motif politique, il l'énonce clairement plus loin :

« Je dis que l'on a ignoré jusqu'ici, dans tous les États, que les lois dépendent des jeux plus que de tout le reste, par rapport à leur stabilité et à leur changement. Car, lorsqu'il y a de la règle dans les jeux, lorsque les enfants ont partout, en tout temps, à l'égard des mêmes objets et de la même manière, les mêmes amusements, il n'est point à craindre qu'ils n'arrivent jamais à aucune innovation dans les lois qui ont un objet sérieux. » (*Lois*, liv. VII.)

Il comprenait l'utilité de cette discipline qui s'applique dès l'enfance et dans les jeux mêmes, de sorte que l'enfant en éprouve les avantages sans jamais en sentir les inconvénients, alors même qu'il est devenu citoyen et homme fait.

Jusqu'à la quatorzième année, les enfants étaient plutôt soumis à des jeux qu'à des exercices réels. Jusqu'à la puberté, ces jeux pouvaient être les mêmes pour les garçons et pour les filles. Mais, à partir de cet âge, Oribase, Antyllus, Paul d'Égine, préfèrent pour les filles l'emmélie et les danses gracieuses. Avec l'adolescence commençaient donc les exercices palestriques, qui devaient être continués dans l'âge adulte pour conserver les forces acquises et faire une dérivation aux passions qui éprouvent d'autant plus l'homme qu'il est à l'apogée de ses forces et de ses facultés affectives.

Ils divisaient l'âge adulte en deux périodes : l'une de vingt-cinq à trente-cinq ans, la seconde de trente-cinq à cinquante ou cinquante-cinq ans. Mais, d'après Aristote (*Politique*, lib. V), l'homme devait être soumis aux plus rudes pratiques du gymnase, pendant toute sa période ascendante.

Socrate veut que le citoyen de sa république vaque à toutes les exigences de la palestrique jusqu'à l'âge de trente-cinq ans ; puis il en diminue progressivement la quantité pour accroître les exercices intellectuels, qui sont le propre de la maturité de l'esprit, jusqu'à cinquante-cinq ans. Enfin, après l'avoir ainsi successivement élevé de degré en degré, il l'amène à diriger l'œil de l'âme vers l'être qui éclaire toutes choses; il le conduit à contempler l'essence du bien, à s'en servir comme d'un modèle pour régler les mœurs de ses concitoyens, s'occupant chaque jour de l'étude de la philosophie et se chargeant tour à tour du fardeau de l'autorité. Cependant il n'exclut pas encore les exercices dans un âge avancé, il les réclame même, mais choisis et proportionnés aux forces, suffisants pour maintenir le corps dans l'équilibre nécessaire à la santé et à la meilleure disposition de l'esprit.

Toutefois, comme il le dit encore, « ne nous confions pas à cette trompeuse époque de consistance, rappelons-nous que la vie de l'homme n'est qu'un accident presque imperceptible dans l'immensité du temps; à peine a-t-il fini de croître, il aspire à la mort. Qu'il se hâte donc, et s'il veut atermoyer l'heure de sa décadence, qu'il demande au mouvement méthodique, aidé du régime, les seules espérances qui lui soient encore permises. »

Socrate est un exemple remarquable de la possibilité de conserver dans un âge avancé, les facultés actives et puissantes, que tant d'hommes prodiguent avant leur maturité; suivant le premier ses préceptes et grâce à ses habitudes de tempérance, il servait encore son pays à soixante ans. Cité parmi les hommes valeureux dont le courage, pendant la guerre du Péloponèse, sauva l'armée athénienne d'une destruction complète, on le vit alors, couvert d'armes pesantes (il faisait partie des oplites), charger sur ses épaules le jeune Alcibiade grièvement blessé et regagner le camp avec ce fardeau, malgré les efforts des Lacédémoniens vainqueurs (Thucydide). Persuadé de l'importance de l'exercice et sachant bien qu'en tout, il est une manière de faire les choses qui, en les revêtant d'un caractère de dignité, les sanctionne, il ne craigait pas, dans un but hygiénique, d'apprendre la danse à un âge avancé : « Sanitatis causa, artem staltoriam magni faciebat, et » ipsam quoque addidiscit. » (*Ath.*, lib. V, cp. 20.)

L'*athlétique*, en Grèce, était une exagération de la gymnastique ; elle faisait des acteurs et non des citoyens. Cette éducation avait pour but de développer une puissance musculaire extraordinaire et monstrueuse dont l'Hercule Farnèse est le type. On choisissait pour cela des sujets qui paraissaient disposés à ce genre d'éducation ou plutôt de déviation. On leur permettait d'ingérer une somme d'aliments qui était quelquefois énorme et qui servait à les *pousser à la chair*, pour me servir d'une expression propre aux éleveurs de bœufs. Ils étaient capables de produire des efforts gigantesques, mais non soutenus, et ils étaient disposés, selon Galien, à l'hémoptysie et à l'apoplexie. Malgré les soins qu'on prenait d'eux quand ils avaient figuré dans les jeux, ils ne vivaient pas longtemps. Les soins consistaient en saignées, en bains de vapeur, en diète alimentaire, et avaient pour objet de diminuer rapidement leur hypertrophie des muscles et leur pléthore de liquides.

Les Romains paraissent avoir surtout favorisé l'éducation athlétique en vue des combats de gladiateurs, dont ils étaient friands. Ils avaient d'ailleurs choisi des localités favorables, par la pureté de l'air, à ce genre d'éducation ; c'était Ravenne, d'une part, avec ses forêts de pins ; de l'autre, l'antique Capoue avec son amphithéâtre qui pouvait contenir 60 000 spectateurs et un xyste, où, d'après Cicéron, on dressait environ 40 000 gladiateurs.

Une particularité de l'éducation des athlètes, c'est qu'on leur faisait prendre des bains tièdes pour relâcher les tissus et détendre leur système nerveux ; on leur faisait aussi des embrocations huileuses pour diminuer les fonctions de la peau et leur éviter une déperdition trop considérable par la sueur; on corrigeait l'effet de ces embrocations grasses, par des frictions générales avec une poussière que l'on allait chercher dans une caverne près de Pouzzola ou avec le *haphe*, qu'on faisait venir d'Égypte.

Si on les laissait manger suivant des appétits monstrueux, ils ne trouvaient cependant pas que des roses, mais aussi des épines, dans leur genre d'éducation, car pour les accoutumer à la douleur, pour réduire leur quantité de sang ou plutôt pour faire des dérivations puissantes aux tensions qui pouvaient survenir dans leur système nerveux, on les fouettait à nu sur le dos avec des branches d'une espèce de rhododendron, jusqu'à ce que le sang ruisselât abondamment. Et l'on regardait cette évacuation comme très-salutaire et très-avantageuse pour les amener à tout leur développement possible.

Pour éviter la transpiration, l'athlète buvait peu. On appelait ce régime *xérophagie*. Mais ce n'est pas sur la même indication qu'on a préconisé chez les Anglais le régime sec pour combattre l'obésité. Le régime sec pour un athlète, ou même pour un pugiliste, n'a pour but que de diminuer les pertes, tandis que le même régime pour un obèse qui continue à mener une vie inactive, peut bien diminuer son assimilation, mais l'expose aux graves accidents de la diathèse urique.

Pour la nourriture des athlètes il y eut beaucoup de variations : on commença d'abord par les nourrir avec des figues sèches, du fromage frais et des soupes farineuses. Puis Pythagore leur permit la viande, et depuis lui, l'usage de la viande de porc fut continué jusqu'au temps de Galien qui en fait mention. On leur permettait aussi la viande de chèvre, mais plus rarement.

Ce régime paraît d'abord contre-indiqué, car il semble qu'il faille donner de la chair pour en faire. Mais quand on y réfléchit, on trouve qu'au contraire le raisonnement sanctionne la pratique. Les carnassiers sont ceux qui réparent le plus facilement et le plus vite leurs tissus, et ceux dont l'appareil digestif prend le moins de développement. Les herbivores, au contraire, sont remarquables par la prédominance du tube digestif, et par l'activité plus grande et plus soutenue des fonctions digestives. De plus, les carnassiers sont tous secs et dessinés dans leurs formes avec ces accents qui font deviner la charpente des muscles et des os. Les herbivores, au contraire, sont enveloppés, plus disposés à la polysarcie, parce qu'ils ont des provisions à faire pour conjurer la famine plus imminente pour eux, puisqu'il leur faut non-seulement la quantité d'aliments, mais le temps de la triturer.

On comprend donc que le régime de l'athlète devait

avoir pour objet non de lui donner des aliments d'assimilation facile, mais une nourriture abondante, de nature à développer les fonctions digestives autant que possible.

Répétons encore que ces hommes étaient faits pour des exhibitions gymnastiques, qu'Hippocrate et Galien ont ouvertement blâmées (*Deprava gymn. Aph.*)

CHAPITRE V

LA GYMNASTIQUE CHEZ LES ROMAINS

Lorsque Rome eut vaincu la Grèce et l'eut dépouillée de son empire, elle ne prit pas seulement à la captive son sceptre, elle transporta aussi chez elle les moyens de l'assurer en surpassant les institutions d'une civilisation qui pouvait avoir la Grèce pour berceau, mais qui voulait et qui voudra toujours le monde entier pour patrie.

Dès lors Rome s'embellit, elle transforma en jardins les champs du Janicule et les rives du Tibre ; le champ de Mars s'orna de temples et d'un stade grec. Puis les Césars rivalisèrent en semblant donner à Rome, en échange de ses libertés, tous les joyaux qui pouvaient flatter son orgueil.

Les thermes d'Auguste, de Néron, d'Antonin, de Dioclétien, d'Aurélien, réunissent d'abord l'utile à l'agréable, ennoblissent les soins du corps par ce grandiose qui est le cachet de l'art antique, puis ils arrivent à l'union abâtardissante du luxe et de la luxure.

C'est alors que la décadence des mœurs justifie les épigrammes de Martial et les plaintes de saint Clément contre les désordres monstrueux dont les thermes étaient le théâtre. C'est alors aussi que faisant un dieu de leur ventre, comme le dépeignent Pétrone, Juvénal et Perse, les Romains de la décadence se virent en proie à des maladies affreuses (flux cœliaque, mentagre, exanthèmes). Les triclines, fameux par l'union de la recherche élégante de la Grèce au luxe somptueux de la ville éternelle, remplacèrent le repas frugal qui terminait autrefois les exercices palestriques.

Les orgies voulaient le *devolvulum*, et il semble que toujours confiants dans les bienfaits de l'exercice, les débauchés de cette époque aient voulu appliquer tous les principes de la gymnastique à leur estomac seulement, qu'ils savaient alternativement distendre outre mesure, et contracter avec force pour le préparer à une nouvelle diastole.

« Corruptio optimi pessima est. » Cela peut s'appliquer à la décadence des primitives mœurs des Grecs et des Romains. Remontons donc à la source pure des grandeurs de Rome, et voyons surtout comment elle a su faire de ses citoyens des soldats invincibles. « Si l'on recherche les causes qui ont permis aux légions romaines d'entreprendre de longues et lointaines campagnes, en évitant bien souvent les désastres des épidémies, on peut rationnellement les trouver dans l'exacte observation des lois les plus essentielles de l'hygiène, et dans cette longue habitude des travaux corporels qui formait la base de l'éducation des légionnaires. » (Bouchardat, *Entraînement des pugilistes.*)

Machiavel combat l'opinion de Plutarque et de Tite-Live, qui ont attribué à la fortune plutôt qu'à la valeur les victoires des Romains. « Non-seulement, dit-il, je ne veux pas me rendre à cette opinion, mais je ne crois pas qu'on puisse la soutenir. S'il n'a jamais existé une république qui ait fait les mêmes progrès que Rome, c'est que jamais république n'a reçu comme elle des institutions propres à lui faire faire des conquêtes. » (*Disc. sur Tite-Live.*)

Dans tout ce discours Machiavel fait valoir l'organisation et la discipline des troupes romaines, il montre que leur supériorité était dans le courage individuel, dans la valeur des hommes lorsqu'ils en venaient aux mains. Il critique la confiance, déjà trop absolue de son temps, que l'on accorde à l'artillerie et à la mousqueterie, et dit que « si les hommes ne font plus de preuves particulières de courage, ce n'est point à l'artillerie qu'il faut l'attribuer, mais au déplorable système de guerre que l'on suit, à la lâcheté des armées, qui, en masse, dépourvues de courage, ne peuvent en déployer dans chacun des individus qui les composent. »

Mais c'est surtout dans son livre de l'*Art de la guerre* que Machiavel nous fait connaître les moyens employés par les Romains pour aguerrir leurs milices, en développant les forces et le courage de chaque légionnaire; il veut qu'on les imite en prenant ce qu'il y a de bon dans leur ordre de bataille, dans leurs armes et surtout dans leurs exercices militaires. « Nous voudrions, dit-il, qu'avant de conduire les troupes à la bataille, on leur fasse faire les exercices des Romains. Encore qu'ils soient bien choisis et même armés, on devrait les exercer avec le plus grand soin, parce que sans cet aguerrissement il n'y eut jamais de bon soldat. Ces exercices militaires doivent être de trois espèces : L'une pour endurcir le corps, pour faire résister aux besoins, pour rendre plus véloce et plus adroit ; l'autre pour apprendre à manier les armes ; la troisième, pour apprendre à observer les ordres dans les marches comme dans les combats et dans les campements. Ce sont les trois principaux moyens qui font une armée, parce qu'une armée qui sait marcher, combattre et camper avec discipline et pratique, alors même que la bataille n'a pas une bonne issue, son capitaine n'en rapporte pas moins son honneur sauf. Toutes les républiques anciennes ont si bien compris l'importance de ces exercices qu'elles les ont fait entrer dans leurs mœurs et dans leurs lois, et qu'aucune n'est restée en arrière. Ils exerçaient leurs jeunes hommes pour les rendre rapides à la course, habiles à sauter et forts au jeu du pal et à tous ceux qui développent la puissance des bras. Et ces trois qualités sont nécessaires à un soldat, parce que la vélocité le rend apte à prendre position avant l'ennemi, à rejoindre le corps d'armée d'une manière inespérée ou inattendue, à le suivre aussi dans la défaite. L'adresse le rend capable d'esquiver les coups, de sauter un fossé, de franchir une palissade. La force en fait un meilleur soldat pour porter les armes, pour assaillir l'ennemi et pour soutenir son choc. La force surtout rend le corps plus apte à soutenir la fatigue si le poids qu'il doit porter est considérable.

L'habitude de porter un fardeau est nécessaire, car dans les expéditions difficiles il convient souvent que le soldat, outre ses armes, porte des vivres pour plusieurs jours, et s'il n'était pas accoutumé à cette fatigue, il ne pourrait la supporter, et par cela même il ne pourrait ni fuir un danger, ni gagner une glorieuse victoire. »

Machiavel décrit l'exercice du pal : il consistait en un pieu solide et bien fixé dans le sol, contre lequel on faisait travailler le jeune Romain en lui donnant, au lieu d'une épée, un bâton plombé bien plus lourd, qui lui servait à porter des coups d'estoc et de pointe contre l'ennemi figuré par le poteau, et il ajoute : « Que de savoir combattre rend les hommes plus audacieux, parce qu'ils n'ont aucune crainte à faire ce qu'ils ont appris à faire. Aussi les anciens voulaient-ils que leurs citoyens s'exerçassent en toutes espèces de combats, ils les faisaient tirer contre un but avec des traits plus lourds que les vrais ; cet exercice non-seulement leur apprenait à bien tirer, mais encore rendait leurs bras plus nerveux et plus forts. Ils leur enseignaient encore à tirer avec l'arc et avec la fronde, et pour tous ces exercices ils préposaient des maîtres ; de sorte qu'ensuite les citoyens qui étaient appelés pour aller à la guerre, avaient déjà l'esprit et les dispositions du soldat. »

Quels exercices leur feriez-vous faire à présent? dit Cosimo. L'auteur lui répond sous le nom de Fabrizio : « Beaucoup de ceux qu'on doit faire, comme courir, exercer les bras, sauter, se fatiguer sous des armes plus pesantes que les armes ordinaires, tirer de l'arbalète et de l'arc ; j'ajouterais le fusil, instrument nouveau, comme vous savez, et nécessaire. Et j'accoutumerai à ces exercices toute la jeunesse de mon État, mais avec la plus grande industrie et la plus grande sollicitude, celle surtout qui, comme je vous l'ai dit, doit être militaire. Je les exercerais les jours de fête. Je voudrais encore qu'ils apprennent à nager, c'est une chose des plus utiles, parce qu'il n'y a pas toujours des ponts sur les fleuves, qu'on n'a pas toujours à sa disposition des bateaux. Si bien que votre armée, lorsqu'elle ne sait pas nager, est privée de beaucoup d'avantages, et elle perd l'occasion de beaucoup de bonnes opérations. C'est pour cela que les Romains avaient ordonné que les jeunes gens s'exerceraient dans le Champ de Mars, parce qu'étant à proximité du Tibre, ils pourraient, après s'être fatigués dans les exercices du stade, se rafraîchir dans le fleuve en s'exerçant à nager. » (*Dell'arte della guerra*, lib. II.)

Chez les Romains, la natation avait une telle valeur qu'on ne disait pas d'un belitre : « il ne sait ni parler ni écrire », mais « il ne sait ni parler, ni nager ». Chez eux, la jeunesse était aguerrie avant l'âge où le citoyen peut être appelé sous les drapeaux, les recrues étaient déjà des soldats, et grâce à son système d'éducation, Rome pouvait être grande par les armes et grande aussi par les arts, car il est hors de doute que pour permettre à de grandes individualités de faire une longue et brillante carrière, il faut leur préparer une enveloppe assez résistante pour qu'elle ne succombe pas aux fatigues cérébrales. La folie, la paralysie générale et toutes les maladies nerveuses qui abondent dans notre civilisation moderne, sont une preuve malheureusement trop certaine pour notre génération, de la mauvaise direction que l'on donne à la culture de l'homme. Ces stigmates d'une civilisation fiévreuse, passionnée et contre nature, sont encore plus alarmants quand on pense qu'ils s'accusent de plus en plus par l'hérédité. Machiavel avait donc raison de préconiser les exercices pour toute la jeunesse, non-seulement au point de vue de la guerre, mais encore à celui du progrès.

Il pouvait dire qu'il y a deux raisons pour louer un grand capitaine : la première lorsqu'il triomphe avec une bonne armée ; la deuxième, « lorsque non-seulement il doit vaincre l'ennemi, mais encore et tout d'abord, lorsqu'il doit se faire une armée bien organisée et bien aguerrie, car certes, dans ce cas, il mérite bien plus d'éloges que dans le premier. »

On peut dire aujourd'hui que s'il est glorieux de gouverner une grande nation, il est encore plus glorieux de faire une nation grande et forte.

CHAPITRE VI

LA GYMNASTIQUE EN FRANCE

Depuis le commencement de ce siècle, l'étude des anciens a contribué à faire revenir les modernes à la pratique des exercices méthodiques. En France, plus tardivement qu'en Allemagne, la gymnastique a fait des progrès, et s'est même introduite un peu dans le nombre des exercices militaires, on habitue les soldats à courir. Il y a aussi une école de gymnastique militaire à Vincennes, mais elle sert aux sous-officiers qui ont le privilége d'y prendre de la force avec un grade, et elle ne sert pas beaucoup aux troupes, dont le véritable Champ de Mars a été depuis trente ans l'Algérie.

Nous devons reconnaître avec plaisir qu'au point de vue civil, la gymnastique prend chaque jour plus de développement en France. Nous avons pris aux Anglais leur amour du sport avec toutes ses variétés, et rapidement, le sport a pris une place importante dans nos mœurs, parce qu'il répond à des besoins vrais. Il peut seul combattre l'énervement qui résulte d'une civilisation qui veut tenir la corde dans le progrès intellectuel, qui s'allume et s'enfièvre dans les plaisirs faciles comme dans les âpres labeurs des sciences et des arts. Le sport est donc une heureuse imitation qui traduit un besoin réel. Nous devons aussi faire mention de ceux qui ont le plus favorisé cette rénovation dans les mœurs.

Amoros et Triat.

La gymnastique, telle que les anciens l'avaient faite, ne s'improvise pas, elle était le fruit de plusieurs siècles d'observation, d'un enseignement spécial ; elle résumait l'éducation et l'instruction. Autre temps, autres mœurs. Aussi serait-il vicieux de chercher à copier exactement les institutions anciennes, mais c'est un vaste champ où l'on peut glaner. Amoros avait été séduit par la gymnastique classique mise à la portée des Universités, comme celle qu'on trouve dans le *Voyage d'Anacharsis*, mais il n'était pas juge compétent pour comprendre et interpréter les anciens maîtres.

Triat lui a succédé d'une manière brillante et heureuse ; il n'est pas sans intérêt de chercher les motifs de supériorité de ce dernier.

Enfant de Nîmes, Triat suit une troupe de bohémiens, et il passe d'âge en âge par toute la série des emplois : il fait d'abord de la dislocation, puis de la danse et la mimique, puis des tours d'adresse, puis des tours de force ; de seize à vingt ans, il mange comme quatre et devient un magnifique athlète, un des plus beaux alcides. D'un caractère exceptionnel, il se contente de l'ivresse de ses succès, il devient très-sobre et achève de lui-même, instinctivement, son évolution. Courageux et vindicatif, rien ne l'arrête, l'ambition l'entraîne, et il veut avoir la force de l'intelligence comme l'intelligence de la force. C'est une nature généreuse et puissante, qui s'est faite d'elle-même avec le contact des intelligents, mais travestissant la fameuse formule « je pense, donc je suis », en celle-ci : « je suis, donc je pense ».

Triat a suivi la tradition des bohémiens, il a expérimenté leur méthode empirique, il se l'est assimilée, et fort de sa confiance en lui et en sa méthode, il a trouvé dans sa volonté un levier et dans la matière un point d'appui avec lesquels il veut soulever la société. Il a fait des gymnases, et ne dédaignant pas le rôle d'apôtre, il a fait des prosélytes, non qu'il sache prêcher, mais parce qu'il a su réaliser sa pensée d'une manière matérielle, ce qui est son plus grand mérite.

Triat a donc rendu un service véritable en France, en mettant la gymnastique à la portée de tous les âges et en faisant disparaître le ridicule sous le sentiment assez général maintenant, de la valeur réelle de l'exercice, pour fortifier la jeunesse et pour combattre les troubles de la santé dans l'âge mûr. Nous devons donc rendre un juste hommage à son mérite, et lui souhaiter de faire ce qu'il peut, c'est-à-dire bien plus. Mais ce que Triat s'est appris, il ne peut l'apprendre à ceux qui veulent suivre sa voie.

En effet, il peut démontrer son art par des faits sensibles à tous les yeux, mais il ne peut expliquer à d'autres ce qu'il ne peut s'expliquer à lui-même. Il s'est fait à grand'peine, une anatomie, une physiologie, une thérapeutique, mais ce n'est ni l'anatomie, ni la physiologie, ni la thérapeutique. C'est un homme d'art, mais ce n'est pas un homme de science, et la science seule peut se rendre accessible à tous, tandis que l'art suppose l'artiste, c'est-à-dire une individualité qu'on imite toujours à tort.

Pour élever la gymnastique à la hauteur des besoins modernes, il faut qu'elle soit du domaine de ses juges compétents, et qu'elle soit comprise des médecins comme elle le fut du temps d'Hippocrate, en ajoutant en plus les progrès de la science. Si nous divisons l'hygiène en deux chapitres, le *sujet* et la *matière*, c'est-à-dire l'étude de l'homme et l'étude des moyens qui le modifient, nous avons la division de la gymnastique qui était l'hygiène des anciens. Il n'y a donc pas d'hygiène sérieuse sans gymnastique, et la gymnastique est un mot qui n'a plus d'acception aujourd'hui qu'autant qu'on en considère l'application comme livrée aux mains des empiriques.

Si nous résumons ce qui concerne les Grecs et les Romains, nous trouvons qu'ils ont su faire des hommes en prenant l'enfant dès le berceau, pour le conduire à travers tous les âges, en stimulant toujours les puissances de la vie par des efforts gradués, mais journaliers. Ils avaient compris que plus on demande à la nature, plus elle donne ; que ce n'est pas le travail du corps qui use la vie, mais le travail exclusif d'une partie seulement de l'organisme, travail partiel qui est délétère parce qu'il trouble l'équilibre, tandis que le travail général de toutes nos facultés tend à assurer leur harmonie parfaite.

Cette méthode vraie et radicalement bonne des anciens, c'est la gymnastique ou l'hygiène.

Il est une autre méthode aussi vieille que la gymnas-

2.

tique, et qui ne lui ressemble pas, elle n'a cessé d'être utilisée empiriquement par tous les peuples et par tous les âges, c'est *l'entraînement*.

Pour distinguer nettement la gymnastique de l'entraînement, nous pouvons dire que la première est une éducation hygiénique, qui se fait pendant toute la durée de la vie, tandis que le second est un traitement médical et hygiénique qu'on effectue en quelques mois.

Le résultat de l'entraînement méthodique est le même que celui de la gymnastique des Grecs, au point de vue de la santé qui devient absolue ; mais si le résultat est rapide et sûr, on ne l'obtient et on ne le prolonge qu'avec beaucoup plus de science.

Avant de parler de cette méthode qui est l'objet de la deuxième et troisième partie de cette étude, je dois indiquer rapidement l'origine des pratiques d'entraînement et le degré de perfection qu'elles ont acquises chez les Anglais.

CHAPITRE VII

DE L'ACTIVITÉ DES FONCTIONS

« L'habitude est une seconde nature ». Suivant ses habitudes, l'homme s'éloigne ou se rapproche de la nature, et quand il en observe les lois il apprend chaque jour à puiser des forces nouvelles dans cette lutte avec les éléments où les plus faibles succombent. C'est ainsi que les sauvages qui vivent de chasse et de guerre et se font des habitudes instinctives comme les fauves, arrivent comme ces derniers à n'avoir nul souci du vêtement, à ne craindre ni le froid, ni le chaud, à supporter sans défaillance la faim et la soif, et à triompher de difficultés qui seraient insurmontables pour des civilisés.

A côté de ces peuplades sauvages, où l'héroïsme est naturel, nous voyons chez des peuples qui ont eu leur période de civilisation, des castes ou des sectes qui sont remarquables par leur force, par leur courage et par leur stoïcisme, et quand nous cherchons la cause de leurs vertus ou de leurs prodiges, nous la trouvons dans des pratiques spéciales quelquefois bizarres.

C'est surtout sous l'influence d'incitations morales amenant le *fanatisme* religieux que l'on voit une grande quantité d'hommes présenter des singularités qui semblent renverser les notions physiologiques ordinaires. Prenons pour exemple les derviches, qui arrivent peu à peu à tourner si longtemps et parviennent à ne troubler leur circulation dans un tournoiement vertigineux que juste assez pour éprouver une heureuse ivresse. Si nous passons aux hurleurs (Ayassouas), nous les voyons arriver à cet état extraordinaire et presque miraculeux, où ils peuvent impunément se blesser et manger du verre, sans qu'il en résulte de plaies suppurantes ou d'étranglement intestinal. L'immunité de ces actes délirants est acquise par une graduelle préparation, par un exercice dont la mesure augmente chaque jour, et par une exaltation extraordinaire de la foi et de l'orgueil de ces hommes qui se croient saints et veulent inspirer de la vénération à ceux qui les contemplent.

J'ai vu un fou, sans fièvre, délirer pendant dix jours, ne cessant de parler, ni de chanter jour et nuit, brisant les liens qui le retenaient en luttant avec trois ou quatre hommes qui le maintenaient dans ses moments de violence, tout cela sans succomber à la fatigue qui ne commença à s'accuser qu'après des bains prolongés de trois à cinq heures. On a observé souvent dans les névroses des faits pareils. Félix Plater cite une femme qu'il vit, à Bâle, danser nuit et jour pendant un mois. On peut donc dire que l'organisme peut se monter à différents tons et que plus la cause qui le stimule est active, plus il répond à son incitation en multipliant les puissances de la vie.

Il n'est pas une fonction en nous qui ne puisse devenir cent fois plus active qu'elle ne l'est habituellement, et cela en un temps toujours assez court, mais nécessaire de prédisposition. Il est donc possible d'élever progressivement la tonalité d'une ou plusieurs fonctions. C'est sur ce fait que reposent toutes les pratiques d'entraînement.

Le mouvement et ses modes vibratoires agissent directement ou indirectement sur l'économie en augmentant ses activités.

Le mouvement, stimulant un ou plusieurs appareils, peut rapidement ou peu à peu, décupler ou centrupler l'activité fonctionnelle de plusieurs organes solidaires.

En attendant que je démontre ces lois, ce qui sera l'objet de la deuxième partie, je ne puis mieux faire, pour rendre le fait sensible, que d'emprunter les tableaux suivants à l'*Encyclopédie hygiénique* du savant professeur Paolo Mantegazza.

Sur lui-même il a constaté le nombre de pulsations artérielles suivant qu'il était couché, assis ou marchant à pied :

Couché	62	pulsations.
Assis	68	—
En marchant	76	—

Il en déduit que le cœur d'un homme qui marche à pied bat chaque heure 840 fois; chaque jour, 20160 fois; chaque mois, 604 800 fois; chaque année, 7 millions de fois plus que celui d'un homme qui reste couché.

Il établit aussi comme une loi certaine que la mesure du mouvement donne aussi celle de l'activité respiratoire. Cette loi est démontrée par les observations suivantes :

L'homme qui est couché respire comme	1,00
— qui est assis	1,18
— qui lit à haute voix ou chante	1,26
— qui est debout	1,33
— qui est en chemin de fer	1,40
— qui est sur la locomotive, avec une vitesse de 40 à 30 milles à l'heure	1,52
— qui est sur la locomotive, avec une vitesse — de 50 à 60 milles	1,55
— qui se promène avec une vitesse de 1 mille à l'heure	1,90

L'homme	qui est à cheval et au pas	2,20
—	qui marche à raison de 2 milles à l'heure.	3,16
—	qui rame	3,33
—	qui descend des degrés (385 mètres à l'heure)	3,43
—	qui marche à raison de 3 milles à l'heure, en portant un poids de 15 à 42 kilogr...	3,50
—	à cheval et au trot	4,05
—	en nageant	4,33
—	en montant un escalier à raison de 585 marches à l'heure	4,40
—	en marchant avec une vitesse de 3 milles à l'heure, avec une charge de 53 kilogr..	4,75
—	en courant avec une rapidité de 6 milles à l'heure	7,00

Segond a calculé que celui qui chante, respire en vingt minutes une quantité d'air plus grande que celui qui, sans chanter, respire pendant une heure d'une manière ordinaire. Or, nous voyons, d'après ce tableau comparatif, que le chanteur respire comme 1,25 environ. Admettons que Segond se soit légèrement trompé, et que le chanteur, dans le même laps de temps, ne respire pas le triple, mais le double seulement d'un homme à l'état de repos, et nous trouverons encore, d'après la progression ci-dessus, que celui qui court avec une vitesse de 6 milles à l'heure respire 24 fois plus, et que par conséquent la quantité d'air qui entre dans ses poumons pendant une heure, est juste égale à celle qui entre pendant vingt-quatre heures dans sa poitrine lorsqu'il est couché.

En donnant ces arguments en faveur de l'exercice, il semble que ses résultats deviennent plus palpables et plus compréhensibles. Mais terminons d'abord l'aperçu historique que nous avons ébauché, et pour cela jetons un coup d'œil sur la méthode anglaise d'entraînement.

CHAPITRE VIII

DOCUMENTS SUR LA MÉTHODE ANGLAISE D'ENTRAINEMENT

« Quand l'hygiène scientifique se sera emparée des méthodes de l'entraînement, quand elle les aura éclairées, dirigées par une attentive et minutieuse observation, j'ai la ferme confiance qu'il en surgira des découvertes aussi utiles qu'inattendues, qui nous permettront de consolider et de perfectionner des santés avec autant de certitude qu'on peut en espérer lorsqu'il s'agit d'un être vivant. » (Bouchardat, professeur d'hygiène de la Faculté de médecine de Paris.)

Cette opinion est celle qu'on ne peut s'empêcher de partager quand on a vu de ses propres yeux les résultats obtenus par cette méthode. Ceux qui ont fréquenté les *sporting houses*, en Angleterre, qui ont assisté à plusieurs combats de pugilistes, savent ce qu'il y a d'extraordinaire dans ces luttes qui seraient infailliblement homicides si les champions n'étaient pas préalablement mis en *condition* par l'entraînement.

J'emprunte à un mémoire de H. Royer-Collard, la

description fidèle du pugilat et de la *condition* du pugiliste.

«Un boxeur est un homme ordinairement âgé de dix-huit ans au moins, et de quarante au plus. Il entre dans l'arène nu jusqu'à l'ombilic; ses mains sont fermées, mais non armées; placé en présence de son adversaire, il attend un signal convenu pour commencer le combat. Alors les deux champions cherchent à se lancer de vigoureux coups de poing depuis la tête jusqu'à l'épigastre. Si l'un des deux est renversé ou étourdi par la violence de l'assaut, on lui accorde une minute de repos; avant que la minute entière soit écoulée, il se relève et recommence la lutte, sinon il est déclaré vaincu. Des boxeurs ordinaires, durant un combat d'une heure et demie, s'arrêtent ainsi trente à quarante fois. Il y a quinze ans environ, dans une lutte célèbre entre les boxeurs Maffey et Maccarthy, qui dura quatre heures quarante-cinq minutes, l'un des deux tomba étourdi cent quatre-vingt-seize fois. La durée du combat est très-variable; tantôt elle ne dépasse pas quelques minutes, tantôt elle est de trois, quatre et cinq heures. On conçoit que des blessures graves et même la mort puissent en résulter; on en a vu de tristes exemples; mais c'est là une circonstance extrêmement rare. Le plus souvent, chose remarquable! il ne reste plus, après quelques jours, aucune trace de ces coups si terribles en apparence.

» On peut dire, sans exagération aucune, qu'en général les combats des boxeurs ne compromettent pas plus leur vie et même leur santé qu'une foule d'autres professions qu'on ne regarde point comme dangereuses. Une force prodigieuse, une adresse singulière, une insensibilité aux coups qui passe toute croyance, et, en même temps, une parfaite santé, tels sont les phénomènes que nous présentent ces hommes, assurément fort différents des autres hommes. Comment se sont-ils ainsi modifiés ? Voilà la question. Est-ce par l'habitude même des combats ? On serait tenté de le croire; ne sait-on pas, en effet, que le corps s'endurcit, comme on le dit vulgairement, aux coups et à la fatigue ? Mais les débutants, ceux qui s'essayent à ce pugilat pour la première fois, ressemblent, sous ce rapport, à ceux qui ont vieilli dans la pratique. Si ces hommes se sont fait, pour ainsi dire, un nouveau corps et de nouveaux organes, c'est par les préparations qu'ils ont subies, par l'éducation spéciale qu'ils ont reçue, par l'*entraînement*, la *condition*, pour parler leur langage ordinaire, c'est-à-dire par le régime. Je réserve pour une autre occasion le récit des diverses circonstances dont ce régime se compose; j'indiquerai seulement les effets les plus notables qu'il produit sur l'organisme.

» Avant d'entrer en condition, un boxeur pesait, par exemple, 128 livres; au bout de quelques jours il n'en pèse plus que 120; peu de temps après il en pèse de nouveau 128, quelquefois plus, quelquefois moins, selon l'organisation. Mais ses membres ont singulièrement augmenté de volume. Les muscles sont durs, saillants et très-élastiques au toucher; ils se contractent avec une force extraordinaire sous l'influence du choc électrique. L'abdomen est effacé, la poitrine est saillante en avant, la respiration est ample, profonde et capable de longs efforts. La peau est devenue très-ferme, mais lisse, nettoyée de toute éruption pustuleuse ou squameuse, très-transparente. On attache une grande importance à cette dernière condition. Quand la main d'un homme convenablement préparé est placée devant une bougie allumée, il faut que les doigts paraissent d'une belle transparence rosée. On tient beaucoup aussi à l'uniformité de sa coloration; si une partie est plus colorée qu'une autre, on juge que la circulation ne s'y exécute pas avec une régularité suffisante. Ces modifications de la peau sont des plus remarquables : on les observe constamment, et elles sont considérées comme un des effets certains de l'entraînement. On note encore que les portions de la peau qui recouvrent la région axillaire et les côtés de la poitrine ne tremblotent pas pendant les mouvements des bras, qu'elles paraissent, au contraire, parfaitement adhérentes aux muscles sous-jacents. Cette fermeté de la peau et la densité du tissu cellulaire sous-cutané, résultant l'une et l'autre de la résorption des liquides et de la graisse, s'opposent à la production des épanchements séreux ou sanguins qui suivent ordinairement les contusions; c'est là aussi un point essentiel.

» En 1740, le fameux boxeur Brougthon perdit, après seize ans de victoires éclatantes, la couronne du pugilat pour avoir une seule fois négligé de se soumettre à l'entraînement; il reçut sur le front un coup qui sur-le-champ donna lieu à un tel gonflement qu'il lui fut impossible d'ouvrir les yeux. Remarquez qu'il était devenu gras, pléthorique; la peau s'était amollie et distendue; l'entraînement eût remédié sans aucun doute à ces inconvénients. On cite encore le combat mémorable qui eut lieu en 1811, entre le boxeur Cribbe et le nègre Molineaux. Des paris étaient engagés pour 50000 liv. sterl. Molineaux était d'une stature colossale et d'une force herculéenne; il refusa de se préparer. Cribbe, au contraire, se trouvait dans des circonstances défavorables : il était gras et pesait 188 liv. Après un entraînement de trois mois, sous la direction du capitaine Barclay, il fut réduit à 152 liv. Le combat ne fut pas longtemps douteux; bientôt la face de Molineaux devint le siége d'une tuméfaction considérable, et la lutte ne put être continuée.

» Sir John Sinclair assure que l'entraînement donne aux os plus de résistance, et qu'ils sont rarement fracturés dans ces sortes de combats; il est plus probable qu'ils sont protégés alors par le volume, la dureté et l'élasticité des masses musculaires.

» Il paraît à peu près certain que cette gymnastique athlétique diminue notablement la sensibilité, ce qui se conçoit, puisque cette faculté est ordinairement en proportion inverse du développement de l'appareil locomoteur; toutefois, si le corps se fortifie ainsi contre la douleur, il ne faut pas croire que les sens perdent en rien de leur activité; les hommes qui ont subi ce régime prétendent tous que leur vue est devenue plus nette, leur ouïe plus fine, leur esprit plus dégagé; un sentiment général de bien-être, de confiance en soi-même, est le résultat de cette transformation; de là vient que les Anglais ont coutume de dire que l'entraînement agit sur le moral aussi bien que sur le physique de l'homme.

» Sans nous occuper ici des menues pratiques de l'entraînement, encore faut-il que nous en connaissions les principes. Ce régime, qui dure plus ou moins longtemps, selon les vues qu'on se propose et l'état de celui qui le subit, se compose, pour les boxeurs et les coureurs, de deux opérations distinctes et successives. On commence par débarrasser le corps de la graisse et du superflu des liquides, qui abreuvent le tissu cellulaire; on y parvient à l'aide des purgatifs, des sueurs et de la diète. On insiste plus fortement sur l'emploi de ces moyens chez le coureur que chez le boxeur. Si l'on se bornait à cette première opération, ainsi qu'on le fait pour les jockeys, il est clair que ces évacuations exténueraient l'homme le mieux portant; mais on passe bientôt à la seconde, qui a pour but de développer les muscles et de donner plus d'énergie aux fonctions nutritives; ce qui s'obtient par un exercice graduel et régulier, combiné avec un système convenable d'alimentation. Celui qui doit courir n'est pas nourri comme celui qu'on prépare pour la lutte: au premier, on ne permet qu'une petite quantité d'aliments, plutôt excitants que substantiels; pour le second, on choisit des aliments qui, sous un petit volume, fournissent aux organes des matériaux essentiellement réparateurs; c'est-à-dire qu'après avoir évacué au dehors les parties inutiles, on reporte, pendant quelque temps, le mouvement nutritif sur les muscles; on ne s'occupe plus que d'eux; on les développe presque seuls. Enfin, les dispositions morales sont aussi l'objet d'un soin particulier; l'homme qu'on entraîne est constamment accompagné de l'entraîneur; celui-ci s'occupe de l'amuser par des histoires gaies et plaisantes, d'écarter de lui toutes les circonstances qui pourraient lui causer de l'impatience et de la colère; en un mot, on lui apprend le sang-froid, le courage, l'égalité d'âme, qualités aussi nécessaires dans le combat que la force musculaire elle-même. Il y a en Angleterre des entraîneurs célèbres, comme des boxeurs et des coureurs célèbres; ainsi les capitaines Godefroy et Barclay, le colonel Mellish, sir James Parkins, le docteur Robinsons, etc.

» Ces courtes explications suffisent pour faire comprendre à des médecins ce que c'est, en somme, que l'entraînement. Rien de plus simple qu'un tel régime, et j'ajoute, rien de plus physiologique. C'est exactement l'application de la fameuse règle cyclique des méthodistes, rapportée par Cælius Aurelianus : « Recorporativis utendum viribus, ita ut, resectis vitiosis carnibus, ac renascentibus novis, reformata organa redeant ad sanitatem. » Retrancher les mauvaises chairs et en faire de neuves, plus fermes et plus saines. Les méthodistes agissaient comme les entraîneurs; ils purgeaient et saignaient d'abord, et recommandaient ensuite une bonne nourriture et de l'exercice. Faut-il donc s'étonner des résultats de l'entraînement? Il faut s'étonner plutôt de notre étonnement et de ce que cette pratique si rationnelle nous semble quelque chose de bizarre et d'incroyable. Il faut s'étonner de ce que les médecins, à force de science, et souvent de subtilités scientifiques, se soient tellement éloignés de la voie droite et naturelle, qu'ils aient besoin d'y être ramenés par des empiriques ignorants, qui se contentent d'un raisonnement grossier, appuyé sur des observations nombreuses et positives. Que si, en effet, ces hommes sont arrivés, dans l'application de leur méthode, à des prévisions presque infaillibles et à des calculs pour ainsi dire mathématiques, c'est là évidemment un fruit de l'observation souvent et longtemps répétée ; c'est une preuve de plus des ressources infinies qu'elle peut offrir, alors même qu'elle n'est pas guidée et éclairée par le savoir.

» Je m'arrête ici dans l'exposition des faits ; le temps me presse, il faut que j'achève.

» Après tant de témoignages accumulés, et que j'aurais pu rendre plus nombreux encore, il me sera permis, je pense, d'établir comme une vérité incontestable la puissance de cet art qui consiste à s'emparer, en quelque façon, du mouvement nutritif, à le diriger méthodiquement et dans un but déterminé, à changer tantôt dans un sens, tantôt dans un autre, la structure intime des organes, sans employer d'autre moyen que le régime. Ce principe une fois posé et bien compris, qui de nous n'entrevoit du premier coup d'œil tout le parti qu'on en peut tirer ? Combien de formes ou de degrés divers de la santé seraient heureusement modifiés par un régime systématique qui n'exigerait, d'un côté, qu'une surveillance active et intelligente, et de l'autre que de la patience et de la soumission ! Combien aussi d'états morbides contre lesquels la thérapeutique épuise souvent mal à propos tant de recettes impuissantes ou dangereuses ! Et, pour ceux qui aiment à se lancer dant la science facile des chimères, quel vaste champ ouvert aux conjectures, aux folles espérances ! » (*Mém. de l'Acad. de méd.*, t. X, p. 479.)

Le régime du pugiliste a une telle importance, qu'il n'est pas sans intérêt de le développer dans tous ses détails, et je ne puis mieux faire que de citer textuellement les auteurs qui en ont traité.

DOCUMENTS SUR L'ENTRAÎNEMENT DU PUGILISTE.

« Quant aux moyens (*Principes d'hygiène* de J. Sinclair, traduit par L. Odier, Genève, 1810, un vol. in-8) par lesquels on dresse les élèves, c'est, au fond, par une grande sobriété, par des exercices gradués, fréquemment réitérés et toujours dans un air aussi pur que possible, par des frictions, des bains froids, une grande propreté, qu'on réussit, et en très-peu de temps, à les rendre tels qu'on les désire. — Mais on commence par les évacuer ; on leur donne deux ou trois émétiques ; on les purge deux ou trois fois ; on les saigne même, s'ils paraissent avoir trop de sang. — Après quoi, on ne leur permet que très-peu de boisson, et toujours de la bière forte, ou du vin rouge coupé d'eau, jamais de liqueurs spiritueuses, ni aucune boisson chaude. — On ne les nourrit que de pain rassis et de bœuf ou de mouton, peu cuits et plutôt sur le gril que bouillis ou rôtis. Le veau, les agneaux, le cochon surtout, toute espèce de laitage, toute pâtisserie, tous les légumes, sont interdits. — On ne fait que deux repas, le déjeuner à huit heures, et le dîner à deux heures. On ne soupe pas; mais le soir, deux heures avant de se coucher, on peut prendre un peu de viande froide avec du biscuit, au lieu de pain. On ne permet que peu de sel et point d'épices; mais le vinaigre n'est pas défendu. — Les exercices se font de grand matin et le soir. On les pousse graduellement jusqu'à la sueur, qu'on favorise en se mettant au lit, et en se faisant bien frotter. — On se couche de bonne heure, à dix heures au plus tard, et l'on se lève avant huit heures. Les amusements sont tous d'un genre actif. C'est le cricket, le palet, et d'autres jeux semblables. »

Voici, d'après M. Cootes, le régime à suivre pour se préparer à des travaux gymnastiques :

« Parmi les traités sur l'entraînement, celui du capitaine Barclay tient le premier rang. J'estime néanmoins qu'il soumettait les sujets à des épreuves trop sévères. Prenons pour exemple *Cribbe* mis en *train* (prononcer *traine*) pour son combat avec *Molyneaux*. Eh bien! il est évident qu'il était dans un état de *train* exagéré, grâce à des exercices dont il n'avait pas l'habitude. Mon avis est qu'il faut d'abord prendre en grande considération le régime et le travail habituels des individus. Un homme de Birmingham, appelé *Hammer-Lane* (boxeur de l'école moderne), s'entraînait toujours par des travaux de sa profession ; il était forgeron. Il trouvait que ses forces et sa santé y gagnaient. C'est un fait que l'on voit des boxeurs ou coureurs campagnards se présenter en meilleure condition que nos athlètes de Londres : la pureté de l'air y est sans doute pour beaucoup. Mais, faisant la part des écarts de régime auxquels tout le monde est plus ou moins sujet, il arrive presque toujours que l'embonpoint et les humeurs sont en excès. Je conseille donc au *pugiliste*, qui doit d'ailleurs être sobre en tout temps, de se purger légèrement avant de prendre ses *quartiers d'entraînement.*

» Six semaines sont d'ordinaire le délai accordé pour se préparer à un combat ou à une course. Commencez par prendre une pilule (*Blue pill*) le soir et une médecine noire le lendemain matin, et cela deux fois pendant la première semaine. Quand vous êtes convenablement purgé, prenez vos *quartiers d'entraînement.* Choisissez une habitation commode à proximité de prairies vastes et accidentées, à quelque distance des villes populeuses. Que vos exercices soient modérés au début, pour les graduer de jour en jour sur l'accroissement de vos forces. Si le sujet a mené une vie dissipée, il exige plus de soins, et il est d'usage de lui donner l'assistance d'un *entraîneur*. On appelle ainsi l'homme de confiance chargé de surveiller l'*entraînement.* Son emploi consiste à se trouver constamment près du sujet, à le frotter, le sécher après les suées, etc., etc. Il doit lui rappeler ce qu'il a à faire, ses devoirs envers le public et envers lui-même, étudier son humeur, tenir son esprit en joie, et le garantir de tout sujet d'irritation. Le sujet en *train* doit se lever de bonne heure (six heures), se laver avec soin, puis prendre un œuf cru (sans enlever le jaune), dans un demi-verre de bon vin de Sherry (Xérès), après quoi il fera une promenade au pas d'environ deux milles avant l'heure du déjeuner (neuf heures). L'exercice doit d'ailleurs être proportionné au degré de condition de l'individu. Plus il est chargé d'embonpoint, plus rudes, plus longues surtout seront les épreuves. Supposons, par exemple, qu'au moment de se mettre en *train* il pèse 150 livres (twelve stone), tandis que son poids de *condition* (1) doit être 137 livres et demie (eleven stone) : il lui faudra six semaines environ pour arriver graduellement à son point et sans exercices violents. Après déjeuner, il fera une promenade de 2 milles (3 kilomètres environ), entremêlée de petites *échappées* de 200 à 300 mètres à toute vitesse, et terminée par une course d'un mille pour amener une *suée,* que l'on séchera immédiatement en se frottant énergiquement avec une serviette. Après quoi, il se rhabillera et marchera doucement pendant quelque temps. S'il a soif, il boira un peu de xérès coupé d'eau ou un peu de gelée (2). Vers onze heures, il pourra prendre un quart de pinte de vin de Porto

(1) *État*, *condition*, *bonne ou mauvaise condition*, sont des termes familiers aux amateurs du *sport* : on en comprend aisément le sens.

(2) Cette gelée est un consommé de pied de veau saturé de xérès.

aromatisé, ou, s'il en a davantage l'habitude, une demi-pinte de vieille ale (1). Il doit porter constamment dans sa poche un biscuit dur pour prévenir la faim. Souvent même il préviendra la soif en mâchant du biscuit, plutôt que d'user trop fréquemment du vin, de l'ale et autres liquides qui portent à la transpiration et nuisent à l'haleine. Il dînera vers une heure ou à deux si l'appétit n'était pas bien ouvert. Après dîner, un exercice modéré, tel que bêcher la terre, rouler une brouette, lancer le *disque* ou le *palet*, qui est le disque moderne; mouvoir des *dumb-bells* (2) du poids de 4 livres chacun, ou enfin choisir le genre d'exercice qui plaît le plus, et qui expose le moins à des efforts outrés ou à des accidents pour la constitution. Il faudra faire encore dans la journée une nouvelle course d'un mille. Si la fatigue cause de la somnolence, on se permettra une heure de sommeil. Le dernier repas aura lieu vers sept heures du soir, deux heures avant de se mettre au lit. On fera bien de s'abstenir de fumer ou de fréquenter des endroits où l'on fume. Proscrivez de votre régime les spiritueux, le lait, les soupes, tous les ragoûts et les aliments épicés, tels que *puddings*, sauces, assaisonne-

(1) Nous pensons qu'en France, où la bière est sans grande qualité nutritive, l'*ale* devrait être suppléée par du vin vieux et surtout naturel.

(2) *Dumb-bells*, littéralement cloches-muettes. Ce sont deux boules de fonte réunies par une tige ronde du même métal, assez longue pour que la main puisse l'empoigner ; ces instruments sont particulièrement à l'usage des boxeurs, puisqu'ils donnent force et étendue aux muscles du bras. On en trouve chez les pharmaciens anglais de Paris.

ments, toutes choses qui épaississent la respiration ou engendrent de la bile. Les repas se composeront de viandes maigres (le *gras* doit être proscrit comme indigeste et incrassant), beefsteaks, côtelettes grillées, gigot rôti, si, bien entendu, on a déjà l'habitude de ces aliments ; mais, quel que soit votre mode d'alimentation, restreignez-le toujours au simple nécessaire. On se couchera à neuf heures. Une selle par jour (chaque matin après déjeuner est l'heure désirable) indiquera que le corps fonctionne avec régularité. Plus de fréquence procédera d'excès d'exercices, et, alors on les diminuera, ou du changement de régime, et, dans ce dernier cas, on prendra l'aliment qui tentera le plus, mais en petite quantité. Pesez-vous chaque jour, et quand vous êtes au point voulu, bornez vos exercices à des promenades légèrement prolongées, sans oublier de continuer les petites courses rapides (indiquées plus haut), pour entretenir l'haleine. Évitez de garder de la flanelle humide ; ayez bien soin au contraire de vous frotter ou faire frotter, et de changer aussitôt après les transpirations. L'usage du gruau est bon de temps à autre pendant la période d'*entraînement*, et particulièrement avant de se mettre au lit quand le corps est dérangé. Le saut, l'équitation, tous les exercices dangereux doivent être interdits.

» Tous les tours de force gymnastiques exigent à peu près le même mode de préparation. Seulement il en faut plus ou moins, selon la tâche qu'on doit accomplir. S'il s'agit d'une course de longue haleine, il faudra multiplier, en les graduant, les courses d'essai ;

s'il s'agit d'un assaut de *boxe*, c'est aux *dumbs-bells* qu'il faudra demander un plus grand développement de muscles et d'énergie.

» Il faut d'ailleurs, dans sa conduite et sa manière de vivre, se rapprocher de la nature et tenir compte de ses antécédents, de ses habitudes. Dans les campagnes, on donne aux gens en *train* l'ale de préférence au thé après leur repas. Encore une fois, le régime antérieur auquel la constitution est faite, sagement modifié, est toujours celui qui convient le mieux. Le plus prompt coureur d'Angleterre actuel (son train est d'un mille en quatre minutes quarante-cinq secondes) ne peut fournir sa course s'il n'a sa nourriture habituelle (*un gâteau et une purée d'avoine*). Sortez-le de ce régime, il perd toute sa vitesse, la viande agit sur ses entrailles et trouble sa santé : il y a une foule d'exemples pareils. Peu d'habitants de Londres pourraient s'accommoder d'une pitance aussi maigre ; mais l'habitude et les variétés de tempéraments sont choses avec lesquelles il faut compter. Avis à vous, messieurs les docteurs ; interrogez vos malades, étudiez bien leur constitution avant de faire vos ordonnances.

» Tous les *entraîneurs* anglais interdisent formellement les rapports sexuels pendant l'entraînement ; je ne partage pas cet avis. Je pense que la nature veut être satisfaite sur ce point avec modération, et que la privation absolue est plutôt une cause d'affaissement. Il faut toutefois ne céder à ce besoin qu'avec circonspection, plus d'une course a été perdue pour l'avoir fait avec excès, et c'est le devoir de l'entraîneur de surveiller le sujet sur ce point : il devrait même toujours coucher dans la même chambre.

» On apprécie généralement la *condition* d'un individu par l'aspect de son corps à l'état de nudité : on préfère la maigreur à l'embonpoint ; les chairs doivent être fermes, blanches et exemptes d'éruptions. Chaque once de chair au delà du poids voulu est une chance de défaite en cas de lutte prolongée ; aux yeux de quelques personnes, la *condition* entre pour moitié dans l'issue d'un combat. »

Les préceptes de M. Cootes sont d'une grande sagesse et exempts de cette exagération qui rendrait difficile l'application des règles trop strictes des anciens entraîneurs ; mais les différences entre l'entraînement du pugiliste et celui du coureur ne sont pas suffisamment marquées.

Tous les préceptes mis en lumière par le capitaine Barclay sont reproduits et développés dans l'*Annuaire* des boxeurs : *Fistiana*. Voici un extrait étendu de ce dernier ouvrage, précieux pour les détails techniques qu'il contient.

« Attributs d'un bon pugiliste. — Les attributs d'un bon pugiliste (boxeur) sont : le courage, la science, le tempérament, l'éducation, la condition.

(Nous omettons le chapitre qui a trait au courage, ne conservant que les parties qui contiennent des détails techniques.)

» *De la science du pugiliste.* — La science est le plus ferme auxiliaire que le vrai courage puisse avoir ; sans elle, le courage naturel, même au plus haut degré, ne serait que comme un diamant non poli, de grand prix sans doute, à cause de sa véritable valeur, mais au fond inutile. Cette noble science, comme toute autre, est susceptible d'améliorations appartenant au progrès, et doit nécessairement, malgré les opérations des *laudatores tempori acti*, continuer d'avancer jusqu'à ce qu'elle arrive à la perfection.

» La première époque de la science commença en 1743, et ce fut Jack Broughton qui, le premier, la mit en pratique. Son collége, nommé le nouvel amphithéâtre de Broughton, était situé dans Hand-Weng, Ayford street, et ce fut là qu'on rédigea, pour la première fois, des règles pour diriger les combats des boxeurs ; ces règles sont heureusement abandonnées maintenant. La seconde époque de la science commença vers 1780, et le fameux Mendoza en était le plus grand maître ; la troisième époque date de 1795, lorsque Mendoza ayant été défait par l'immortel Jackson, ce dernier se plaça sans rival dans la science du pugiliste.

» Londres a toujours été regardé comme le siége de cette science, elle y a, en effet, toujours été étudiée avec fanatisme et enseignée avec talent, non par un seul professeur, mais par des professeurs de différents mérites.

» *La constitution et le tempérament.* — Sans un tempérament sain, naturel, robuste, le courage, la science, l'éducation ne peuvent rien ; les appliquer à un homme d'un tempérament naturellement chétif et maladif, c'est comme vouloir bâtir sur des fondements de sable. Que les lumières de la science et la vigueur de la constitution soient fermement et solidement réunies ensemble, un homme qui manque de vigueur, quoi qu'il ait le courage d'un lion lorsqu'il entre dans la lice, n'est qu'un agneau qu'on mène à la boucherie.

» L'étoffe qui entre dans la composition du corps d'un pugiliste ne doit pas être fragile, mais ferme, dure, inébranlable comme le ciment qui couvre encore les murs de Babylone.

» *La bonne éducation.* — Il est aussi difficile d'entreprendre une course avec un cheval mal sellé, de faire courir un levrier une demi-heure après lui avoir donné à manger, de faire une digue dans le détroit de Gibraltar avec des pains à cacheter, que d'entrer dans la lice sans éducation : ce n'est pas une exagération. Vous pouvez posséder du courage, des muscles et des os vigoureux, de la force, de la science, enfin tout ce qui est nécessaire pour former un bon pugiliste, mais si vous n'avez suivi une éducation régulière, aussi bien « whistle jigs the mile stones », que de vouloir remporter la victoire contre un pugiliste qui a été soumis à l'entraînement. Aucun boxeur ne devrait oublier cela ; il devrait l'apprendre par cœur, et le répéter tous les soirs après avoir fait ses prières, et nous conseillons aux seconds de ne jamais assister, et aux amateurs, de ne jamais parier sur l'homme qui n'a pas voulu se soumettre à un cours d'éducation.

» Le boxeur, le lutteur, le coureur, le *jockey*, le rameur et le nageur sont capables de peu de chose s'ils n'ont pas été formés, car ils ont à faire de grandes choses dans un temps limité ; mais la masse des hommes, qui s'abandonnent aux excès de toute nature, aux excès de manger, de boire, du sommeil, de la paresse, du tabac, etc., ces hommes passeraient mieux leur vie, feraient mieux leurs devoirs, plus vite et avec beaucoup plus de satisfaction pour eux-mêmes, s'ils voulaient se former. Nous ne leur demandons pas de se former comme le boxeur, leurs occupations ne leur permettraient pas de le faire, mais d'imiter sa manière de se former autant que les circonstances le leur permettent. S'ils agissaient ainsi, la profession du médecin serait bien pauvre, et au lieu de trouver des boutiques de pharmaciens à chaque pas, nous verrions des boutiques de boulangers ou de bouchers, et au lieu du collége britannique de santé (au lieu de santé lisez maladies), nous aurions des colléges pour toutes espèces de jeux athlétiques. Nous aurions autant de professeurs de gymnase que nous avons de médecins.

» En effet, se former, n'est ni plus ni moins important que la diète et l'exercice. Nous lisons qu'autrefois des vieillards faisaient des exploits, qu'aujourd'hui la plupart des jeunes gens n'osent pas même essayer, par exemple un homme de soixante-quatorze ans alla à pied depuis Londres jusqu'à Canterbury, une distance de 75 milles ! Pourquoi pouvait-il faire cela ? Parce que sans doute, toute sa vie, ou la plus grande partie de sa vie, avait été employée à se former ; soyez sûr que cet homme était tempéré, sobre, même chaste, il ne s'était jamais livré à trop de licence avec les femmes, avec trop de femmes.

» Soyez fidèle à une femme, et soyez chaste : résistez aux passions, sans quoi vous vous userez autant que si vous avez un trop grand penchant pour le vin. Une passion conduit à une autre, et toutes les deux affaiblissent, minent le tempérament.

» Regardez les sauvages des bois de l'Amérique du Nord, voyez ce qu'ils faisaient, quels faits d'armes, de force, d'agilité, de célérité, de bravoure, de sagacité presque miraculeuse ! comme ils combattaient ! quel courage ils avaient ! comme ils souffraient les privations ! comme ils travaillaient jour et nuit ! Leurs yeux étaient si pénétrants, qu'ils possédaient le double sens de la vue et de l'odorat ; leur vie depuis l'enfance jusqu'à la vieillesse était un long et dur cours d'éducation ; ils mangeaient lorsqu'ils avaient faim, ils buvaient lorsqu'ils avaient soif ; ils étaient toujours vigilants, ils s'exerçaient toujours, s'exposaient à toutes les intempéries des saisons ; dans tous les temps l'air et l'eau n'avaient point de périls pour eux ; ils savaient maîtriser toutes leurs passions, et ils devinrent durs comme leurs montagnes, agiles comme le cerf de leurs forêts, rusés comme le renard qui chasse sa proie dans leurs vallées, alors ils se contentaient de ce que la nature demandait, rien de plus.

» Ils vinrent en contact avec les habitants de l'Europe. Ces hommes furent gangrenés par la civilisation, qui leur présenta son luxe efféminé, et entre autres choses, l'alcool, cette substance pernicieuse, le pire de tous les maux, et ils devinrent comme eux bouffis et faibles. Ils menèrent une vie d'aisance honteuse, et après avoir été une nation de guerriers, ils devinrent des races de femmes et d'esclaves.

» C'est à cause de notre manière de vivre que notre santé est perdue, et le remède sera donné seulement à celui qui lira avec attention les principes d'éducation que nous allons expliquer. Après avoir parlé de la manière d'être formé par rapport au boxeur, au coureur, nous dirons quelques mots sur la débilité et la diète qui nous intéressent tous.

» *L'éducation du pugiliste.* — Ce que le boxeur gagne à être dressé, c'est un accroissement de force, d'activité, de respiration, et la faculté de pouvoir soutenir des efforts et des privations prolongées ; par privation, on comprend le mot familier de « *bottom* ». Quand nous sentons que nous possédons ces deux qualités, cela nous inspire de la confiance et nous donne le courage.

» Une question se présente naturellement ici.

» Les hommes qui sont aussi exposés que les pugilistes à être obligés si souvent de faire usage de grands efforts, ne devraient-ils pas faire toujours un cours de gymnastique? Je dis sans hésiter que oui, un homme qu'on applique tout d'un coup à ce système, est comme un jeune poulain qu'on veut dresser. Nous étudions sa disposition, et peu à peu nous l'accoutumons au changement de position. L'éducation, lorsque nous la comparons à la vie ordinaire, coûte toujours des efforts, car elle consiste dans un cours d'exercices et un régime adapté pour gagner de la force, afin de nous mettre à même d'entreprendre quelques faits, tels que de boxer, de marcher, de courir, pour obtenir un prix.

» C'était comme du temps des anciens, qui firent une étude particulière des moyens d'obtenir plus de force, de vigueur et d'activité, et par conséquent, parmi les Grecs et les Romains, certaines règles furent prescrites à ceux qui combattaient dans les jeux publics. On nous assure qu'on observait la plus grande sobriété et la plus grande tempérance et régularité dans la manière de vivre. Les candidats, à cette époque, furent assujettis aux exercices journaliers dans le gymnase pendant dix mois, on donna des leçons préparatoires de gymnastique pour l'athlète et les lutteurs de l'ancienne Grèce. Nous observerons ici que l'habitude de dresser était moins nécessaire parmi les Grecs et les Romains que parmi nous, parce qu'étant une nation militaire, leur jeunesse subissait continuellement un exercice violent.

» La fonction de professeur n'est pas un lit de roses, il faut qu'il veille nuit et jour ; il ne faut pas qu'il quitte jamais son élève, et il faut que son exemple s'accorde avec ses préceptes, qu'il soit aussi sobre que celui qu'il dresse, ou presque autant. Il faut qu'il fasse son rapport avec véracité à celui qui l'emploie, car s'il trompe dans de petites choses, on ne se confiera pas à lui dans des affaires plus importantes. Le professeur doit s'appliquer pendant les premiers jours de travail à découvrir si son élève n'est jamais pensif, manquant de confiance ou désespérant de la victoire ; il faut écarter ces dispositions qui sont des obstacles à une bonne réussite, en lui inspirant des idées contraires. Si le pugiliste néglige quelques-unes de ces règles, les méprise, ou qu'il fasse le contraire, s'il est de mauvaise humeur à cause de la surveillance de son professeur, s'il respire durement dans son sommeil et avec difficulté, ou, ce qui est pire de tout, s'il gémit pendant la nuit, l'éducation serait inutile pour lui.

» Quand on verra sa peau de plusieurs nuances, une partie plus rouge que l'autre, il faut alors nécessairement perdre la bataille, quand ses reins, ses côtes, le creux de l'estomac, montreront la même nuance, c'est-à-dire plus de pâleur qu'il n'en avait montré avant d'avoir été dressé, si l'on trouve une grande susceptibilité du système nerveux, le professeur se gardera d'irriter son humeur, il réduira imperceptiblement la quantité d'indulgence à laquelle il a été habitué. Il fera en sorte que l'alcool, la bière et le porter soient peu mis en usage ; une forte nourriture, des stimulants, le tabac, des oignons, du poivre et le rapport avec le sexe, doivent disparaître, et l'on ne doit plus en entendre parler après la première semaine. S'il a une disposition à la colère, adoucissez-la, et faites-le entretenir de pensées agréables, procurez-lui de belles promenades, etc.

» Que la peau soit aussi bien nettoyée en lui lavant tout le corps dans l'eau de savon, jetant la première eau et la remplaçant avec de l'eau propre, parce que dans le savon il y a une substance qui contracte la partie membraneuse du système ; mais la malpropreté crasseuse de la transpiration ne peut être nettoyée que par une espèce de terre grasse qu'on trouve sur le bord de quelques rivières; des serviettes de grosse toile doivent être employées pour frotter le corps. Il faut frotter vite jusqu'à ce qu'il ressente une certaine chaleur, particulièrement pendant l'hiver et en temps froid et humide. Une promenade active doit suivre chaque ablution, et la friction du corps doit suivre chaque transpiration, si elle est produite par la promenade.

» Il faut laver le corps et les pieds chaque jour, quoiqu'on pût le faire moins souvent en hiver; mais un bain froid dans la maison, ou à couvert, peut être employé tous les jours avantageusement, en été faisant une courte promenade avant d'entrer dedans et n'y restant qu'un court espace de temps.

» Ni les lotions du corps, ni le bain, ni les frictions, ni la promenade, ne doivent avoir lieu le jour où l'élève a pris médecine, pas avant, du moins, que les effets de la purgation soient passés. Prendre une médecine demande beaucoup d'attention, et jusqu'à présent on a toujours agi sur un mauvais principe. Des médecines qui donnent la colique sont trop souvent employées et celles-ci répétées sur tous les hommes également. Il y a des cas où aucune médecine n'est nécessaire, par exemple lorsque l'homme qu'on dresse est déjà dans un état d'abattement qui demande au commencement une bonne nourriture, et lorsque le corps est relâché; alors, si l'on donnait à cet homme du sel d'Epsom, la médecine ordinaire, on serait sûr de (*train off*) nuire à un tel sujet. Cependant, ordinairement les hommes qui combattent sont replets, ont le teint coloré, un peu scorbutique, avec un pouls fréquent, sanguins, et ils sont ordinairement lents dans leurs mouvements, jusqu'à ce que la nature ait reçu une de ces impulsions qui ne stimulent que pour détruire plus tard.

» Sir Thomas Parkins, un ancien professeurde lutteurs, disait avec exaltation : Donnez-moi un homme qui a le tempérament scorbutique, au lieu d'un homme d'un tempérament rhumatismal, ou un buveur de thé; avec le premier, nou savons du sang et de la force pour travailler, et dans le principe, il avait raison. Quoique notre système d'aujourd'hui tende principalement à faire disparaître toute apparence de maladie sur la surface du corps, cela est tellement vrai que la condition des hommes est invariablement estimée par l'état de la peau. Et en vérité, nos hommes pour la plupart, étant nus, sont blancs comme les femmes, et ceci est obtenu par le système hygiénique.

» La transpiration, les frictions et le régime alimentaire, voilà ce qui fait disparaître ces nombreuses petites éruptions scorbutiques et pustuleuses. Cette disparition est surtout due à la transpiration, obtenue en premier lieu par la promenade, puis une bonne friction, et enfin à l'attention de tenir toujours le ventre libre. Si, malgré tous ces procédés, on remarque un pouls agité, c'est un signe de surexcitation ; s'il y a une répugnance à se laver le corps, c'est un signe d'agitation et d'inflammation, qui indique que l'élève doit être saigné et bien purgé, quoiqu'il ait déjà pris une potion cathartique. Une grande disposition à dormir, des soubresauts dans son sommeil ou une irritation sur la peau demandent qu'il soit saigné ; la médecine purgative doit suivre la saignée. La transpiration pendant deux ou trois jours et nuits au commencement de la seconde semaine doit être réglée par les circonstances, selon le plus ou moins de force et de vigueur du tempérament, et par la quantité d'embonpoint qu'il possède. Celui qui en est chargé saura facilement cela aux signes suivants : 1° qu'il est hors d'haleine en courant ; 2° la chair non solide peut être aperçue sur ses côtes, sa poitrine s'ébranle. Comme ce régime l'affaiblira beaucoup, il ne pourra faire ses promenades sans inconvénient. Cependant cette circonstance n'est pas regardée comme un mauvais présage. Des habits bien chauds, des tisanes procurent des sueurs pendant la nuit, avec l'aide de longues promenades, ou de longues courses pendant le jour. Il faut toujours qu'il soit frictionné après ses courses, et les linges de corps changés souvent dans une chambre bien fermée ; c'est le tronc ou le buste plutôt que les membres qui demande cette attention ; s'il frissonne pendant ces sueurs forcées, il faut les faire cesser : c'est un signe qu'il a besoin d'étamine ou de force, ou que le procédé pour le réduire a été assez employé. La réduction qu'un homme peut supporter sans inconvénient peut être ainsi constatée.

» Par rapport à la perte de poids, si la perte est graduelle, les évacuations devraient continuer jusqu'à ce que l'homme soit suffisamment réduit ; mais si la perte est rapide, telle que de 9 livres jusqu'à 4 et de 4 jusqu'à 2, chaque jour, il faut cesser la réduction, car au contraire, le système demande à être fortifié. On peut employer un vomitif lorsque l'estomac est mauvais, et pour opérer une modification qui n'est pas produite par les purgations; il faut y avoir recours lorsque le pugiliste éprouve des nausées, qu'il a l'haleine chaude et fétide, ou la langue mauvaise et blanche le matin. Cet indice préliminaire prouve qu'il est nécessaire de lui débarrasser l'estomac et les entrailles de toutes les substances malsaines, et de faire revenir les organes de la digestion dans un état de santé, car si l'on ne réussit pas à le faire, toute la nourriture et l'exercice seront perdus, et l'homme ne gagnera jamais de la force.

» Les anciens et les modernes commencent alors l'éducation en donnant franchement un émétique. Le meilleur émétique est 1 grain de tartre émétique et 20 grains d'ipécacuanha, puis une tisane de camomille. Cette purgation extérieure et intérieure est absolument nécessaire, avant de commencer un cours régulier d'hygiène et d'exercices pour améliorer la constitution d'un homme, et quoique ordinairement cela dût cesser au bout de la seconde semaine ou le commencement de la troisième. Cependant, dans des occasions particulières, des médecines purgatives seront nécessaires plus longtemps. La nécessité sera reconnue par le mauvais état de la digestion, qui sera produit par un embonpoint trop rapide, par une débauche de hasard. Le vin d'Oporto a sur les hommes l'effet de produire une constipation qu'il faut dissiper en donnant du mercure bien léger, tel que de 3 à 4 grains de *pilules bleues* le soir, avec une légère infusion de séné la nuit suivante. Comme règle, la personne en traitement doit produire une selle par jour, d'une consistance un peu ferme et d'une couleur jaune clair ; il est certain que la personne a de la bile, et qu'elle a besoin encore de médecine, si le ventre est dur au toucher ou qu'une petite toux vienne après la course ; la pilule bleue est le remède.

» *L'exercice.* — Dès le premier moment, le professeur doit commencer ses exercices, à moins que son élève ne sorte d'une débauche de boissons alcooliques, ou qu'il soit faible par suite d'une maladie récente, de la misère ou de commerce avec les femmes. S'il fait une longue promenade ou qu'il fasse 100 mètres en courant péniblement, si cela le fait tousser ou lui donne une douleur au côté, dans les jarrets ou au dos, le professeur doit saisir cette occasion de travailler sur son jugement en insistant pour que les obstacles soient détruits par une stricte attention à ses instructions. Pendant que son corps est encore rempli, on peut remarquer la partie faible, et cette partie doit subir une friction avec la main, ou une serviette dure, ou un gant de crin, tous les matins, et doit être surveillée chaque fois que la personne est frictionnée. Cette espèce de friction a été trouvée très-utile dans le traitement des cas de rhumatisme ou des douleurs dans les membres, et devrait être suivie avec assiduité par le professeur soigneux, qui devrait montrer à son élève, de bonne heure, les signes d'une peau fine, ce véritable critérium de bonne santé chez un homme aussi bien que chez un cheval.

» En effet, c'est principalement par la peau que la graisse superflue qui entoure les reins, les intestins et le cœur, peut être diminuée, et comme un homme transpire plus abondamment lorsque l'estomac est garni que lorsqu'il est libre, si l'élève sue au commencement, il perdra par les pores de la peau cette graisse qui serait dissipée par une purgation. Le pugiliste doit être amené à suer beaucoup, et si son tempérament résiste à l'exercice et à la nourriture, des remèdes devront lui être administrés, tels que des poudres de *Dower*, ou un émétique de tabac. La boisson chaude recommandée par le capitaine Barclay pour faire suer les coureurs, ne doit pas être donnée au pugiliste.

» Nous ne pouvons pas trop insister sur la nécessité de réduire toute apparence d'embonpoint, par la transpiration. Ce résultat ne pourrait pas être obtenu sans une stricte attention à l'habillement. Pour augmenter la transpiration, M. Jackson, une autorité pratique, recommande une grande quantité de vêtements, surtout pendant l'exercice du matin. La course doit être faite dans un habillement de flanelle, mais l'exercice de la promenade dans les habits ordinaires. Nous recommandons aux jeunes gens, par la même autorité, de porter du calicot sur la peau, mais pour les hommes plus âgés, de la flanelle est préférable; ceux qui sont destinés à courir sont mis entre des lits de plumes et chargés de couvertures pour accroître la transpiration, mais on ne fait pas ainsi en dressant le boxeur. Par rapport aux couvertures de lit, permettez-nous de dire en passant qu'elles devraient être légères, afin que la personne ne soit pas trop échauffée pendant son sommeil, ce qui affaiblirait beaucoup. C'est aussi très-important qu'il n'y ait pas de rideaux au lit, ou au moins qu'on les tienne attachés en haut pendant la nuit, rien n'est plus nuisible à une bonne santé et à un bon sommeil que les rideaux.

» L'accroissement de la force, quoique principalement produit par les aliments, et par le régime et l'exercice, dépend cependant beaucoup du soin que l'on prend de la peau, et si l'on ne fait pas attention à ce point important, il y a à craindre que tous les soins n'aboutissent à rien. L'estomac et les intestins peuvent être en bon état, la respiration bonne, les poumons dégagés, et malgré cela, si la peau n'est pas en bon état, tout le système sera bientôt mis en désordre ; rappelez-vous que les trois quarts de ce que vous mangez et de ce que vous buvez passent par les pores de la peau, et vous verrez la nécessité de tenir ces pores ouverts, afin de ne pas arrêter la transpiration.

» Le sujet est très-étendu, mais je me contenterai ici de faire quelques remarques pratiques, qui pourront être appliquées aux hommes qu'on veut dresser. Afin de tenir les pores de la peau ouverts, pour permettre l'évaporation de la transpiration, il est nécessaire que l'homme soit tenu très-propre, exempt de toute crasse épaisse s'amassant sur la peau. Nous recommandons donc que tout le corps soit soigneusement lavé au moins une fois par semaine, en ayant soin de le faire aussi promptement que possible, pour éviter les rhumes. De l'eau tiède est ce qu'il y a de mieux pour nettoyer parfaitement la peau et pour empêcher d'ouvrir trop les pores. Le bain froid est recommandé par M. Jackson, pour être employé trois fois par semaine, et il préfère un bain de mer à un bain d'eau fraîche; mais si l'on ne peut pas aller à la mer, une poignée de sel jeté dans l'eau la rendra meilleure.

» D'après les principes énoncés, nous dirons que si on frotte la peau jusqu'à ce qu'elle s'échauffe, dans un état de santé vous stimulerez les pores et vous attirerez à la partie frictionnée une grande quantité de sang, comme vous verrez par la plus grande rougeur des parties. Or il faut que toute la transpiration vienne du sang, et par conséquent, si vous ouvrez les pores de la peau et que vous attiriez une plus grande quantité de sang, sans doute vous augmenterez la transpiration, et par conséquent vous réduirez la graisse et vous améliorerez la respiration. La seule friction dont parle Jackson, est faite après un fort exercice, et particulièrement après la course du matin; il recommande que la peau soit frictionnée sèche et un membre après l'autre. Nous conseillons l'usage journalier de la brosse ou du gant de crin pendant un quart d'heure, tous les jours, matin et soir, rien n'agit plus puissamment sur la respiration et sur la digestion.

» Les heures auquelles on dresse un homme doivent être marquées par le lever et le coucher du soleil, l'approche de la nuit doit être le moment où le professeur et son élève rentrent à la maison, si c'est en été, ils doivent se mettre au lit. Dès le commencement du crépuscule ils doivent sortir, c'est du reste si délicieux après les nuits chaudes et par un beau ciel ! Une atmosphère humide, des vents froids, doivent être évités;

par de pareils temps, ils doivent se garder de sortir; qu'ils travaillent à la maison, étrillent un cheval, jouent aux quilles ou tout autre jeu actif. La promenade pour aller au bain peut être suivie par une course d'une lieue environ.

» Son premier repas fini en dix ou quinze minutes, l'élève devra être frictionné après le déjeuner, car c'est le moment le plus favorable pour cette opération, et il devra changer de linge, en mettant de côté la chemise de nuit avec toutes ses impuretés. La conversation doit être agréable, c'est-à-dire concernant la bataille prochaine, les rencontres d'autrefois, comment les batailles sont gagnées et perdues, etc.; tout d'un coup on fait deux milles en courant de toute vitesse, le lendemain deux, et bientôt après six lieues peuvent être faites.

» Alors l'idée même de la convenance d'être à la maison pour voir quelque ami, avec qui on peut avoir une agréable conversation, ou faire une partie, ramènera l'élève et le maître à la maison; pendant que l'élève se repose, il faut qu'il prenne quelque nourriture.

» Si la soif est vive, comme cela arrive pendant l'éducation, la meilleure manière de la dissiper n'est pas de donner du liquide, mais d'empêcher sa perte, d'adoucir les glandes de la bouche, qui demandent à être approvisionnées. On sait, en effet, qu'économiser c'est gagner; sur ce principe donc, même l'application de l'eau froide à la peau bouche les pores, diminue la transpiration, même de mettre les mains dans de l'eau froide, a pour effet instantané de désaltérer. Une grande quantité de liquide est regardée, avec raison, comme nuisible, car elle ne fait que remplir l'estomac sans désaltérer, c'est beaucoup plus efficace de prendre le liquide par gorgées seulement.

» A aucune époque, un maître ne doit manquer de se battre avec son élève, lorsque le temps ne leur permet pas de sortir, particulièrement pendant le mauvais temps et les soirées d'hiver, surtout après les repas, quoique ce ne soit que très-légèrement, ils doivent se battre; le plus fort combat doit avoir lieu vers midi ou vers une heure, aussi près que possible de l'heure à laquelle le véritable combat doit avoir lieu, et le faux combat doit ressembler en ardeur et en durée au véritable combat.

» Après le dîner, l'homme ne doit pas rester assis pendant plus d'une heure, et tout le temps de son repos ne doit pas être plus de deux heures; soit le repos assis, soit le repos couché, doit durer moins en hiver qu'en été, parce qu'en été il faut tâcher de s'abriter contre la chaleur du soleil, en hiver prendre davantage du grand air pendant la journée; le soir, rien ne doit être mangé après les derniers exercices, et l'on doit très-peu boire.

» Le coucher ne doit pas avoir lieu tard; il faut le faire gaiement, et dans une chambre bien aérée, qui ait une cheminée, mais sans rideaux au lit, sur un lit dur, avec de gros linges et pas trop, car l'élève n'a pas besoin de sueurs forcées, à cette époque de son éducation; assez de couvertures cependant, doivent être toujours sous la main, pour qu'il puisse les mettre en cas de nécessité, comme s'il y a un changement de temps.

» Lorsque la nuit est belle et sans brouillard, on peut ouvrir la fenêtre plus qu'à l'ordinaire, car c'est une fausse idée de bonne femme, de penser que l'air de la nuit est malsain ; le vrai mal est dans la manière dont on s'y expose, et son influence sur les parties vulnérables du corps, comme à la gorge, la poitrine, etc. Mais cela tient beaucoup à la manière dont l'homme a été élevé auparavant; s'il a été élevé devant la chaleur d'un fourneau, dans une grande ville, alors il pourrait trouver le grand air de la campagne trop vif pour ses poumons, si on lui en donne trop à la fois: mais s'il a été élevé à la campagne, il ne faut pas avoir peur de lui donner beaucoup de bon air.

» Lorsque le maître sort le matin, et lorsqu'il se couche le soir, il faut qu'il fasse attention à la respiration de son élève.

» Si l'air est lourd et la chambre chaude, la respiration paraîtra difficile, chaque *inspiration* à peine perceptible, et chaque *expiration* prompte et troublée. Alors que le maître ouvre la fenêtre toute grande, et en deux ou trois minutes il verra la bonne influence que cela produira sur le dormeur, il respirera librement, il dormira plus tranquillement, il allongera ses jambes et ses bras, il respirera par le nez, et chaque *inspiration* et *expiration* sera égale, la sueur froide qui jusqu'alors était sur sa figure, sera remplacée par une chaleur douce; que votre homme dorme pendant une demi-heure de ce bon sommeil de santé.

» *Des médicaments nécessaires à l'entraînement.* — Les

médicaments nécessaires pendant l'éducation sont en petit nombre et très-simples, ceux qui donnent les coliques doivent être évités. Ordinairement on donne trop de médecines et on les donne sans faire assez d'attention, par conséquent elles font plus de mal que de bien. Pour un jeune homme qui n'est pas très-gras, simplement une légère purgation, une seule suffit pour le préparer à gagner de la force, en prenant en même temps les repas régulièrement, de l'air et de l'exercice.

» Si un homme est d'un tempérament froid, deux pilules dites *grains de vie*, données le soir, videront l'estomac et les intestins ; s'il est d'un tempérament vif et sanguin, donnez-lui une once de sel d'Epsom le matin, cela produira le même effet, et on aura à se louer de ce système de médecine.

» Le jour qu'on prend une médecine, on ne doit pas courir et s'échauffer comme les autres jours, cependant il est bon de se remuer et prendre de l'exercice modéré, pour accélérer l'opération de la médecine. On ne doit pas non plus prendre autant de nourriture qu'à l'ordinaire, malgré le nouvel appétit qu'éprouvent toujours, après avoir pris une médecine, les personnes fortes et saines. Tout ce qu'elles prennent dans cet état est bien vite changé en sang. C'est principalement vers la tête que ce nouveau sang se porte. Un *émétique*, pris en petite quantité, excitera des vomissements ; pris en plus grande quantité, il excitera de la sueur ; des *poudres de Dower*, en petites quantités de 10 grains, feront suer un homme faible, il en faudra 12 pour un homme fort, et 15 grains pour un homme qui serait d'une constitution extraordinairement énergique; le *tartre émétique*, de 1 à 3 grains, fera vomir un homme, selon la quantité de matière qu'il a pour être rejetée.

» C'est une grande erreur de penser que l'huile employée pour les sujets à membres roides, et l'application d'*opodeldoch* à un membre ou autre partie où l'on ressent de la douleur, soit une bonne chose, toutes deux sont mauvaises, surtout la dernière, car l'opodeldoch est fait de savon, esprit-de-vin et camphre; or le savon est mauvais pour la peau, et l'esprit-de-vin sur les ligaments et les tendons, les contracte plutôt que de les rendre souples. Le remède pour des membres souffrants ou des jointures roides, qui vient d'un excès de faiblesse chronique, ou d'un excès d'exercice, est de bien frotter les parties affectées avec de l'huile d'olive et du camphre. Les pharmaciens préparent ce liniment, en dissolvant le camphre dans un huitième de son poids d'alcool, et alors ils mêlent la solution avec de l'huile d'olive. Nous pouvons ajouter aussi ici que, malgré tout ce que nous pouvons écrire sur ce sujet, le succès dépend beaucoup du jugement et de l'expérience du maître, et du soin particulier qu'il prend de chaque homme qui lui est confié.

» *De la boisson, de la bière.* — La bière a été entièrement défendue par quelques maîtres, et leur défense est bonne par rapport à la bière de Londres. Cependant, quoique cette boisson soit mauvaise, nous ne conseillons pas à l'homme qui commence son éducation de discontinuer entièrement et subitement l'usage de la bière, il doit en prendre les premiers jours la moitié de ce qu'il en prenait d'habitude, et au bout de quinze jours, s'il ne peut pas s'en passer entièrement, prendre une pinte par jour en deux fois, et pendant ses repas, de vieux *bottle stout*, ou, ce qui serait meilleur, de la bière de ménage, faite avec du houblon, de la drèche et de l'eau. On doit également éviter de boire la bière de deux différentes brasseries le même jour, car les différents ingrédients employés pourraient déranger le corps.

» *Sur le vin et autres boissons.* — Si un homme boit de la bière, il aura besoin de peu de vin, et cela doit être de l'oporto mêlé avec de l'eau qui a été bouillie et refroidie; le vin d'Oporto est excellent pour un homme qui a beaucoup maigri et qui a besoin de gagner de la force; si cet homme dîne de viande rôtie, et qu'il boive un verre de vieux vin d'Oporto à deux ou trois fois et mangeant entre, il fera du sang, augmentera sa quantité et sa qualité plus vite que de toute autre manière. Les malades ne peuvent pas adopter cette méthode, mais dès qu'ils deviennent convalescents, qu'ils l'adoptent immédiatement, qu'une promenade ou de l'exercice quelconque précède et suive toujours un tel repas; cette promenade doit être courte avant le dîner, longue et lente après le dîner.

» L'élève doit boire du thé froid pour se désaltérer, et, à mesure qu'il acquiert de la force, augmenter sa portion de vin à deux verres au lieu d'un verre, mais pas davantage. Nous ne recommandons ni thé, ni café, mais l'homme qui y a été habitué ne doit pas en être entièrement privé, surtout après avoir eu un bon et frugal dîner, mais faites attention que l'un ou l'autre soit presque entièrement froid. Du thé ou du café chaud sont toujours affaiblissants, ils peuvent stimuler l'homme sédentaire, l'étudiant ou l'homme d'affaires, mais ils ne sont pas bons pour l'homme qui a des occupations actives.

» Au lieu du thé et du café pour le premier déjeuner, qu'on prenne du gruau fait à l'eau, car lorsque le gruau est bien fait il n'y a rien de mieux, tant pour empêcher les maladies ou pour remettre les malades, ou pour fortifier un homme bien portant ; de la farine d'avoine, de l'eau et du sel sont les seuls ingrédients du gruau ; si vous y mettez quelque autre chose, il cesse d'être du gruau ; il faut le faire clair, uni et lentement, si vous voulez qu'il soit efficace. A n'importe quelle heure, le jour ou la nuit, chaud, froid ou tiède, après l'exercice à cheval ou à pied, que jamais un homme qui cherche la santé ne se prive du tout-puissant gruau, le prince de la santé et de la force.

» La question de boisson étant d'une grande importance, nous citons le témoignage médical du docteur Jorsyth. Il dit, parlant suivant les règles de la médecine par rapport à la boisson, que l'eau est le meilleur liquide, mais elle n'est jamais donnée aujourd'hui quand on traite un malade, car on la regarde comme affaiblissant; cependant les athlètes anciens ne pouvaient jamais boire rien que de l'eau ou une espèce de vin doux et épais. Ce qu'on préfère parmi les modernes, c'est une bonne vieille bière en bouteille, aussi douce que possible, elle est prise ordinairement avec du pain rôti. Ceux qui n'aiment pas la bière pour le déjeuner peuvent boire la moitié de la même quantité de vin et d'eau. Même du thé froid est permis, mais pas trop. Tout liquide chaud est regardé comme très-affaiblissant et ne doit être jamais donné à l'exception du gruau et de la tisane de bœuf. Lorsqu'on a pris de la médecine, ceux qui ont été habitués à prendre du vin et qui en demandent, doivent choisir de préférence du vin rouge, en prendre une demi-pinte pour le dîner, mais point du tout pour le souper. L'alcool est expressément défendu, même avec de l'eau ; il faut remarquer aussi que le lait est également défendu, car surtout lorsqu'il est pur, il est gras, et alors il engraisse et affaiblit. On ne doit pas boire avant les repas, à moins d'une trop grande soif.

» *Sur les aliments.* — La seule viande qui doive être employée pendant qu'on fait l'éducation, est du bon bœuf et du mouton. Toute viande jeune, telle que du veau, de l'agneau, toute viande blanche, du gibier, de la volaille, ne valent rien ; elles ne contiennent aucune nourriture pour les muscles. Les soupes, le poisson, les pâtés et les puddings sont également défendus, car ils sont un poison pour le boxeur ; sa viande doit être de bons beefsteaks et des côtelettes de mouton ou du gigot légèrement gri lé, en ayant soin d'ôter toute la graisse. Nous remarquerons ici que la chair des animaux qui ont atteint leur grandeur naturelle, et qui ont été nourris d'herbe, leur nourriture naturelle, est meilleure que la viande de ces animaux lorsqu'ils ont été nourris de graines et d'autres stimulants ; toute nourriture huileuse, de beurre fondu et du pain grillé, de sauces, est défendue. La viande qu'on prend tout de suite après avoir pris de la médecine et des purgations, doit être cuite plus qu'à l'ordinaire, c'est-à-dire jusqu'à ce que toute la rougeur ait disparu, alors le repas doit consister en viande bouillie, et le mouton est toujours meilleur; manger peu de porc et point du tout de lard. Après tout, nous pouvons ajouter que l'exercice et le travail peuvent faire digérer toute nourriture, mais il faut se rappeler que les estomacs qui peuvent faire une digestion pareille, ne doivent pas avoir été accoutumés aux débauches d'une grande ville.

» Par rapport à la manière de faire cuire la viande pour ceux qu'on dresse, ce qu'il y a de mieux c'est de faire griller, car de cette manière il y a plus de jus, même que lorsqu'on la fait rôtir. Nous répétons donc que la meilleure viande à donner pour bien dresser un homme, c'est du beefsteak, des côtelettes de mouton, grillées et peu cuites, avec tout le gras ôté avant de les servir; il ne faut pas se servir d'épices, ni de la moutarde, ni de poivre, car les stimulants réduisent les muscles par l'absorption; les vivres salés sont également défendus.

» *Le temps pour manger et la quantité qu'il faut manger.* — Il n'y a rien de si important, pour bien dresser un homme, que la régularité dans les repas et la quantité de nourriture qu'il mange. Dans la vie commune et particulièrement dans la vie fashionable, elle est bien mal réglée; or rien n'est plus nuisible à la santé que les heures irrégulières du repas, les bons maîtres ne permettent que deux bons repas dans la journée, c'est-à-dire le déjeuner à huit heures, le dîner à deux heures, suivant M. Jackson, et à cinq heures suivant M. Hall de Yorkshire ; lorsque l'homme ne peut pas se passer de son souper, il faut lui donner un biscuit et un peu de viande froide à huit heures du soir, mais on regarde le souper comme bien nuisible pour les poumons, pour la respiration et l'haleine du patient. Cependant nous sommes d'avis qu'un souper léger et nourrissant ne ferait que du bien, mais nous ne saurions trop insister sur les mauvais effets pour l'haleine, de se coucher avec l'estomac plein. Le déjeuner doit être à la fourchette, c'est-à-dire avec de la viande; ceux qui sont habitués au café ou au thé à déjeuner auront de la peine à se conformer à cela, il faut que le dîner soit aussi composé de viande; par rapport à la quantité, l'élève peut manger tant qu'il veut, mais comme le repas ne consiste que dans une espèce de viande, il n'y a pas de danger qu'il mange trop, l'estomac est facilement rassasié par un plat.

» Une règle qu'il ne faut jamais négliger, c'est d'être sûr qu'un repas est digéré avant d'en prendre un autre.

» *Sur le pain.* —Les maîtres devront éviter de donner à leurs hommes du pain fait à Londres; le pain de ménage bien cuit, de deux jours, est ce que le boxeur doit manger avec sa viande, et le maître devra avoir toujours des biscuits sous la main; un petit morceau pris le matin dès qu'on ouvre les yeux, est une excellente chose pour concentrer les glaires de la bouche, de la gorge et de l'estomac. Rappelez-vous bien qu'ouvrir les yeux est le signal de se lever. La pomme de terre est la meilleure chose pour corriger les mauvais effets du pain fait à Londres, car elle absorbe la partie oléagineuse de la nourriture ; aussi, si le maître ne peut pas obtenir du pain de ménage, il peut donner des pommes de terre mêlées avec du lait seulement les jours de médecine, et on n'aura pas d'inconvénient pour les intestins, etc. ; ne prenez pendant le temps des exercices aucun autre légume, ni même des pommes de terre en trop grande quantité. »

Malgré la précision de ces règles, on voit qu'elles sont sujettes à contradiction, difficiles à mettre en pratique sur *un* sujet sans une longue expérience, *à fortiori* impossibles à pratiquer sur un grand nombre d'hommes ; elles nécessitent l'observation assidue d'un maître qui est intéressé au dressage de son élève comme l'est un entraîneur à la *condition* du cheval qui doit courir. De ce système d'entraînement à la méthode positive qui peut s'appliquer à une armée, il y a donc très-loin. C'est ce qu'il sera facile de démontrer dans la suite de cette étude, en donnant la clef physiologique des troubles fonctionnels, clef qui permet de remplacer des signes d'une interprétation douteuse par des indications précises déduites de l'état des organes et de la corrélation de leurs fonctions.

DEUXIÈME PARTIE

CHAPITRE PREMIER

DISTINCTION DES FONCTIONS

Nous distinguons en nous deux ordres de fonctions que l'illustre Bichat a dénommées : fonctions végétatives, fonctions animales.

De prime abord, l'esprit n'établit pas nettement les limites de ces deux ordres dans l'homme : c'est qu'il est impossible en effet de reconnaître des limites à un ordre complétement dominé par un autre. On peut dire avec les anciens : l'homme est un microcosme : il résume toutes les lois de la nature ; celles qui sont propres à son milieu se retrouvent toutes en lui :

Quæ sunt dispersa in inferioribus, unita sunt in superioribus, il n'y a donc pas à proprement parler des fonctions végétales chez les animaux, où ces fonctions sont animalisées.

Je m'explique plus clairement, il y a des fonctions quasi électriques dans les végétaux : leurs fleurs ont des alternatives de veille et de sommeil, cette mimosée qui doit son nom à son impressionnabilité, replie ses feuilles quand le vent ou le doigt l'effleure. Cependant, nous ne reconnaissons pas même les rudiments d'un système nerveux dans ces organisations si délicates. Si nous passons des plantes aux séries animales, nous trouvons d'abord un système nerveux asymétrique dit ganglionnaire ou sympathique (mollusques); il préside à la circulation, à la respiration, à la nutrition et aux sécrétions. Si nous nous élevons dans ces séries, nous ne tardons pas à trouver un nouveau système nerveux qui est symétrique (vertébrés) : c'est le système nerveux rachidien qui préside aux mouvements.

Enfin, aux derniers échelons, nous voyons un système nerveux cérébral ou encéphalique qui préside au milieu des instincts et fait valoir jugement, raison, art ou science. Il y a donc en nous trois systèmes nerveux :

Le premier ne se révèle que par la faim, la soif, le sommeil et les besoins.

Le deuxième se traduit par le travail musculaire qui s'active ou se suspend suivant les besoins et les instincts.

Le troisième est un gouvernement dont la politique est bonne ou absurde, selon qu'il interprète plus ou moins bien les signes, et qu'il répond d'une manière plus ou moins intelligente aux conditions d'une parfaite harmonie.

On peut dire physiologiquement que la conscience est le rapport des trois systèmes nerveux de l'homme.

Ceci nous amène à changer les dénominations données par Bichat, et à dire que nous distinguons trois ordres de fonctions :

Fonctions ganglionnaires ou de composition, fonctions rachidiennes ou de consommation, fonctions cérébrales ou de distinction, d'ordination et de déification.

Rapports des fonctions ganglionnaires avec les fonctions rachidiennes.

L'anatomie démontre que ces rapports sont si étroits, qu'il est très-difficile et presque impossible de poursuivre avec le scalpel les connexions des filets nerveux de ces deux ordres qui se juxtaposent pour former des plexus.

La physiologie est riche d'expériences qui ont appris à distinguer la part qui revient à chacun de ces système nerveux dans les fonctions des organes qui reçoivent leurs nerfs des plexus.

La pathologie éclairée par la physiologie devient moins obscure à mesure qu'on se rend mieux compte de ces rapports, des actions complexes qui en résultent, des perturbations qui éclatent quand ces mêmes rapports sont modifiés ou altérés.

Substituons du charbon à la trame de nos tissus, du feu à la vie, de l'eau au sang, c'est-à-dire, comparons l'être vivant à une simple machine à vapeur. Il est évident que cette machine parfaite brûlera du combustible en raison du travail mécanique qu'elle produira, et il sera facile d'établir le calcul suivant : pour tant de chevaux-vapeur pendant tant d'heures, il faut tant de charbon.

Notre économie est une machine de ce genre ; elle présente ce degré remarquable de perfection, qu'elle peut activer ou diminuer la dépense de combustible en juste proportion avec le travail plus ou moins grand qu'elle doit faire. Supposons donc une machine à vapeur qui donne à volonté depuis un cheval-vapeur jusqu'à mille chevaux-vapeur, et qui soit capable de régler la combustion du charbon d'après la force motrice qu'on lui demande, et nous aurons une idée juste de ce qui se passe dans notre corps ; seulement c'est le muscle lui-même qui produit le travail mécanique et qui se brûle ; mais au fur et à mesure qu'il se consume, il est réparé, et comme c'est le système ganglionnaire qui est chargé de la réparation, on peut dire d'une manière générale que son activité est en rapport avec la dépense du travail musculaire. On peut donc considérer la vie comme un double mouvement de composition et de décomposition servi par deux ordres de nerfs qui sont distincts, mais solidaires.

Le double mouvement de la vie n'avait pas échappé aux anciens ; les Égyptiens le représentaient hiéroglyphiquement par un cercle, ou un serpent en spirale ; cette figure géométrique suppose en effet deux forces pour l'engendrer, ils ajoutaient à ce mouvement double ou circulaire, le mouvement rectiligne figuré par un point au milieu du cercle ou une baguette sur laquelle s'enroulaient deux serpents (caducée de Mercure) ; ce troisième mouvement de la vie représentait à leurs yeux l'ascension ou l'évolution. Hoffmann a résumé les opinions de la plupart des philosophes de l'antiquité en disait : « *Vita merito dicitur à viribus, et nil nisi motus est, et exerit se, et perficitur a motu : et unice dependet a viribus motricibus quæ in sunt partibus fluidis et solidis corporis nostri.* » (Fr. Hoffm., *De méd. simpl.*, cap. XXI.)

Singulières oscillations que celles de l'esprit humain ! Après avoir ri des idées d'Aristote et de Lucrèce, la physique nous ramène au point de vue des premiers penseurs et des premiers observateurs. Remarquons cependant la différence énorme qui existe entre les idées générales des anciens et les connaissances positives des modernes. Si nous ne connaissons pas mieux que nos pères la nature des forces, nous saisissons mieux leurs modes : nous savons que le mouvement se transforme en calorique, en lumière, en électricité ; nous connaissons déjà l'équivalent mécanique de la chaleur et nous sommes bien près de savoir comment se comporte le mouvement dans les actions chimiques. Nous savons que sous l'influence de cette force astrale que nous appelons lumière, les végétaux décomposent l'acide carbonique, fixent le carbone et restituent à l'atmosphère de l'oxygène pur. Si nous recombinons le carbone du végétal à l'oxygène de l'air, la quantité de chaleur produite est juste égale à celle que le soleil a fourni pour opérer la désunion de ces deux corps. Cette recombinaison, nous l'effectuons sans cesse dans les actes intimes de la vie et nous empruntons les matériaux qui ont été préparés par le soleil ; nous vivons donc la nuit comme le jour aux dépens de cet astre. La chaleur toujours très-constante de notre corps, malgré les intempéries, vient donc d'un approvisionnement du mouvement que la nature met à notre disposition dans les éléments et dans l'air; nous recevons les uns dans un appareil qui les liquéfie pour les rendre absorbables, nous aspirons l'autre par un arbre dont les branches et les rameaux l'emportent en nombre sur le plus grand des forêts, et le sang, emportant dans son cours rapide de l'oxygène et du combustible, les recombine pour libérer cette chaleur qui entretient notre vie. Mais là ne se borne pas le rôle vrai du sang, car il charrie partout des matériaux propres à renouveler ou à augmenter la trame des tissus, et non-seulement il brûle du combustible, mais il en fait des provisions au prorata des dépenses qu'on veut faire. Les provisions de combustible sont de deux sortes : l'une est faite en prévision de la misère pour soutenir la vie, c'est la graisse.

L'autre est destinée à servir au travail mécanique, à la puissance de l'être, à ses conquêtes, ce sont les muscles. La graisse est nécessaire pour le sommeil, le muscle pour la veille. L'animal qui engraisse beaucoup se prépare à être mangé (herbivores), ou à se manger lui-même (autophagie), en s'endormant pendant de longs mois (hibernants). L'animal qui se fait des muscles se dispose à la guerre (carnassiers) ; il peut se faire roi comme le lion.

Dans l'espèce humaine, le tissu adipeux est l'attribut du premier âge, il le protége contre le refroidissement en lui fournissant au besoin des éléments de résistance. Il est aussi l'attribut de la femme. La nature semble la douer d'un grenier d'abondance en compensation du sang dont elle la prive. Elle atténue ainsi ses activités extérieures pour la rendre plus apte à ces activités intérieures qui la font mère. La graisse chez l'homme jeune est plus souvent le signe de la prospérité domestique, que celui d'une vie publique active et utile. Mais le plus ordinairement l'embonpoint est la conséquence d'un appauvrissement du sang et d'une prédominance lymphatique, c'est-à-dire d'un état de santé qui résulte d'une mauvaise hygiène. L'embonpoint prématuré est toujours au détriment de l'activité qui fait la virilité.

Lorsqu'on soumet un animal à la diète, il perd sa graisse, puis ses muscles. La graisse est donc en même temps un aliment de chaleur facile et puissant ; les muscles viennent après elle comme combustible; mais s'ils peuvent servir accidentellement et passivement comme aliment de chaleur, tel n'est pas cependant leur vrai rôle. Ils sont destinés à produire de la force motrice et ils se brûlent pour faire du mouvement. Dans l'action d'un muscle, toute la partie brûlée ne se transforme pas intégralement en mouvement, et cela résulte des résistances qui amènent la transformation du mouvement en calorique. C'est en raison de cette portion du mouvement qui redevient chaleur, que le muscle s'échauffe pendant son action, et par suite tout le corps lui-même, si l'action musculaire est générale; c'est pour atténuer cette production de calorique que la transpiration s'établit. Pour le moment, je me borne à ce fait que la graisse assure l prospérité des actes intérieurs de la vie, et le muscle, celle des actes extérieurs, c'est-à-dire le commerce de la vie.

CHAPITRE II

DU MUSCLE

Les muscles sont généralement disposés très-défavorablement au point de vue des leviers osseux ; en revanche, leur rapide accroissement suivant les besoins et leur masse totale qui devient si importante chez un être robuste, tout fait supposer que la nature ne veut pas économiser ces organes. Chez les jeunes, le tissu musculaire contient beaucoup de tissu blanc (tissu cellulaire). D'où il résulte que la masse musculaire est plus considérable que sa puissance, offrant le double avantage d'une riche vascularisation et d'une faible traction sur les leviers osseux qui sont encore mous et qui pourraient se déformer facilement sous l'action des muscles trop forts. Avec l'âge et surtout l'exercice, le tissu blanc se raréfie et se condense, le muscle devient plus puissant et il s'hypertrophie même, comme chez les athlètes de l'antiquité, si l'on donne une culture spéciale à ce système. La grande facilité avec laquelle le sang paraît se changer en muscle, a pu faire considérer le sang comme une *chair coulante* (Bordeu); en réalité, la genèse du muscle se fait comme celle des autres tissus, mais avec une plus grande facilité et en proportion de la richesse du sang et de l'activité fonctionnelle qu'on demande à la fibre musculaire.

Le muscle varie de puissance non-seulement d'après son volume, mais aussi d'après le nombre de fibres qui le constituent et la qualité de ces fibres.

Nous voyons souvent des hommes doués de masses musculaires considérables et nous sommes étonnés de leur peu de force et de leur peu de résistance à la fatigue, tandis que des sujets peu musclés en apparence sont capables de grands efforts et d'une grande dépense. Ces singularités sont très-explicables, parce qu'elles dépendent de l'état des muscles.

Chez les hommes qui ne font pas d'exercice, le muscle est pâle et riche en tissu cellulaire; on peut dire alors que le muscle est anémique : c'est l'état qu'il présente chez les enfants, chez les faibles et les maladifs. Chez d'autres, le muscle est rouge, mais entrelardé de tissu adipeux, tel qu'on le remarque dans la viande du bœuf Durham. On sait que cette race est obtenue par les éleveurs anglais en faisant travailler le bœuf jeune, de manière à développer son système musculaire, puis en forçant la nourriture de l'animal chez lequel on atteint par hérédité un grand développement de l'appareil digestif, de sorte que l'engraissement se fait rapidement et les muscles dégénèrent eux-mêmes partiellement en tissu gras.

Cette dégénérescence graisseuse des muscles est commune chez les hommes de forte constitution qui se livrent à la bonne chère et au farniente.

Chez les hommes actifs, le muscle a un aspect rouge plus ou moins foncé, les fibres sont serrées et plus nombreuses sous un plus petit volume. Il ressemble au muscle du cheval.

Là ne se bornent pas les différences qu'on remarque dans le muscle, car ils en présentent de très-importantes au point de vue de leur contraction.

La contraction se fait par des ondulations dans les fibres. Les ondulations se propagent plus ou moins vite dans la même fibre, s'étendent plus ou moins complétement à toute la masse du muscle, suivant qu'il se rapproche plus ou moins du muscle type qui est celui de la bête sauvage.

On remarque aussi une différence sur le muscle arraché vif (expériences faites sur les animaux et les décapités) ; le muscle isolé peut encore se contracter si on l'irrite. Le nombre et la durée des contractions, qu'il peut fournir jusqu'à ce qu'il ne soit plus irritable, dépendent de sa vitalité et sont en rapport avec ses propriétés électriques.

Les muscles pâles, ceux des espèces domestiques, sont moins longtemps irritables que les muscles rouges des mêmes espèces à l'état sauvage.

Le muscle est un des tissus les plus vasculaires ; doué d'une grande activité d'exhalation et d'absorption, se brûlant facilement pour se reproduire de même. C'est le phénix qui renaît toujours plus jeune de ses cendres. On sait avec quelle rapidité les masses musculaires s'émacient chez les blessés et avec quelle facilité elles viennent ensuite par l'exercice. J'ai déjà parlé de la grenouille vivante qu'on peut faire digérer à un chien, en la mettant dans les muscles de la cuisse. Cette puissance de digestion à l'égard des tissus variés de la grenouille prouve que le muscle lui-même doit tendre à se digérer et qu'il se reproduit dans la mesure où il se détruit. C'est donc le tissu de l'économie qui se renouvelle le plus. Dès lors on comprend la facilité que l'on rencontre à développer les muscles par les exercices progressifs, pourvu qu'on fournisse au système musculaire plus de matériaux assimilables qu'il n'en peut comburer.

Notons que le renouvellement et l'accroissement de tissu qu'on obtient pour les muscles par l'exercice, s'effectue aussi du côté des os, dont Flourens a si bien établi par l'expérience le renouvellement incessant par le périoste. Aussi, chez les hommes dont on cultive le corps, on remarque un rapide accroissement de la densité, parce que les os et les muscles deviennent plus compactes. C'est ainsi qu'au dire de Pausanias, le laboureur de Péluse distinguait encore longtemps après, à leur éburnation, les crânes des Perses d'avec ceux des Égyptiens.

CHAPITRE III

DU SANG.

Mais le sang joue un grand rôle par rapport aux muscles et réciproquement.

Pour que le muscle puisse réaliser un travail mécanique, il faut qu'il produise un équivalent de chaleur par sa combustion, et pour qu'il se brûle, il faut qu'il emprunte de l'oxygène aux globules rouges du sang. Il y a donc rapport entre la richesse du sang en globules rouges et la puissance musculaire, c'est ce rapport qui fait que les muscles les plus actifs sont les plus rouges.

Si l'on doit faire travailler avec excès les muscles d'un sujet à sang pauvre de globules, on comprend facilement que le muscle se fatiguera vite, parce qu'il dépensera rapidement son *irritabilité*. On comprend aussi que le muscle fatigué puisse se réparer par le repos; mais s'il n'a pas affaire à un sang riche, il ne s'enrichira pas lui-même en prévision de nouvelles dépenses, il se bornera à la réparation du déficit au plus. C'est ce qui explique les effets fâcheux du travail manuel prolongé dans certaines professions ouvrières où l'économie répare à peine par une nourriture insuffisante les pertes du travail; ces effets fâcheux sont surtout sensibles chez les jeunes enfants que l'on fait travailler trop tôt et trop durement dans les grandes manufactures.

A l'âge où toutes les forces vives doivent être employées au développement de l'être, si l'on vient utiliser tous les matériaux au profit d'un travail mécanique, il ne reste rien pour la croissance, qui se fait alors aux dépens des matériaux constituants; il en résulte un trouble profond dans la *nutrition* des tissus, du glandage, enfin la scrofule, le fléau désastreux des gens pauvres et des pauvres santés.

« Corruptio optimi pessima est. » Cet adage peut s'appliquer au travail. Son excès amène des vices et produit des populations ouvrières émaciées et dégénérées. Son application utile fait au contraire la richesse et la prospérité des peuples et de chacun en particulier.

L'exercice musculaire modéré est la première des conditions pour enrichir le sang de globules rouges.

La nature est prévoyante ou plutôt elle est généreuse, car plus on lui demande, plus elle donne. Il faut donc consommer du sang pour qu'elle en fasse, il faut utiliser la fonction des globules rouges pour qu'ils se multiplient.

Expliquons d'abord cette loi de la nature qui ne donne jamais au centuple, ce serait trop divin et contraire à son économie, mais qui, considérant chaque dépense comme un placement, veut en mettre de côté l'intérêt à titre de provision.

Depuis la naissance jusqu'à l'époque de la mort, l'être tend à s'élever comme un monument dont le plan est parfaitement conçu, de sorte que les matériaux apportés se placent aussitôt qu'ils peuvent. Mais pour cela il faut des bras pour amener les matériaux et des bras pour les placer. Ces bras sont ceux de la nature ; mais c'est nous qui réglons leur activité, et qui le plus souvent paralysons leurs effets. Ce n'est jamais elle qui est en défaut, mais bien nous.

Voyons maintenant comment cela se passe en réalité dans l'ordre physiologique. Je prends un individu quelconque et je le soumets à un exercice modéré, comme la danse. Sous l'influence des contractions musculaires réitérées la circulation du sang est activée, les battements du cœur et les mouvements respiratoires se font plus vite. La température s'élève un peu et tend à devenir uniforme jusqu'aux extrémités; la peau est plus animée, parce que sa circulation capillaire est activée comme celle de tous les autres tissus. Le système nerveux ganglionnaire est excité, et sous son influence les sécrétions de la peau s'activent et elle ne tarde pas à se couvrir de sueur pour faciliter par l'évaporation le rejet d'un produit en excès, la chaleur.

Dans cette série de phénomènes, il y a d'abord une action mécanique, celle des plans musculaires sur les plans de vaisseaux, d'où résulte le cours plus rapide du sang. Une seconde action mécanique, celle de la respiration qui, s'activant synergiquement avec le cœur, fait un appel plus considérable au sang dans la cavité thoracique, et par suite concourt aussi à rendre la circulation plus intense. Il y a ensuite une action chimique : le sang passant plus rapidement dans les capillaires des poumons et dans ceux des tissus, il y a plus d'oxygène charrié et plus de matériaux brûlés.

Il y a aussi une action physiologique : la circulation veineuse se faisant plus rapidement, l'absorption est plus considérable du côté du tube digestif; la circulation artérielle étant plus intense, les fonctions glandulaires sont plus actives dans la mesure où les excite le système nerveux, c'est-à-dire que sécrétions, absorption, excrétions, et par suite mouvement moléculaire d'assimilation et de désassimilation, tout est activé.

J'ai pris un sujet quelconque soumis par hasard à un exercice de corps, mais s'il continue chaque jour à faire progressivement des exercices, on remarque que ses fonctions digestives s'accroissent avec l'appétit, que sa circulation étant plus active jusque dans les réseaux de capillaires les plus fins, il comporte une plus grande quantité de liquides en circulation, d'autant plus que ses muscles s'accroissent et que ce sont des organes essentiellement vasculaires. Enfin du mouvement de nutrition intime plus considérable par l'activité plus grande de l'absorption et de la désassimilation, il résulte une genèse plus grande des tissus et des globules rouges du sang.

Si ces activités vitales sont entretenues méthodiquement, il est facile de comprendre qu'on puisse très-rapidement changer l'équilibre de la santé en augmentant les forces vives et les matériaux qui les produisent.

Les anciens, par l'abus de ce système auquel ils étaient arrivés empiriquement, formaient des athlètes pour leurs jeux; ils exagéraient tellement chez eux le sang et les muscles, qu'ils arrivaient à les rendre aptes à des prodiges de force et à de foudroyantes hémorrhagies. Aussi s'empressait-on après les jeux de leur faire des saignées répétées et de les débiliter pour leur permettre de rentrer dans la vie commune.

CHAPITRE IV

DE LA TENSION DU SANG DANS LES VAISSEAUX.

On sait que l'exercice amène rapidement des troubles chez ceux qui n'y sont pas habitués. Ces troubles proviennent de changements soit locaux, soit généraux, dans la tension du sang. Ces changements sont faciles à comprendre. En effet, chez un sujet à l'état de repos, l'activité de la circulation ou plutôt sa rapidité dans les grosses artères est proportionnée à l'activité de la circulation dans les vaisseaux les plus fins dits capillaires.

Le sang qui circule dans les gros vaisseaux n'est qu'une faible partie de la masse qui se meut dans les capillaires; mais dans ces capillaires le sang n'a pas une direction constante, il a des alternatives de flux et de reflux, il tourbillonne, il marche plus ou moins vite suivant les résistances. Entre le cœur et les capillaires, c'est-à-dire entre la puissance qui le chasse et les résistances qu'il rencontre à la périphérie, le sang fait effort contre les parois qui la contiennent; cet effort est ce que nous appelons la *tension* du sang.

De même que nous voyons dans nos machines à vapeur des soupapes de sûreté pour que la pression ne dépasse pas la limite voulue, et des régulateurs du mouvement qui le rendent uniforme en donnant accès à plus ou moins de vapeur; de même nous trouvons dans le mécanisme de la circulation des dispositions encore plus ingénieuses, qui ont pour objet d'assurer sa régularité de tension et de mouvement. Mais dans l'état de civilisation les hommes perdent la régularité du mouvement, parce que la circulation se ralentit; ils ne conservent que très-faiblement les avantages d'une tension régulière, puisque le moindre exercice violent vient élever considérablement cette tension chez les hommes qui ne sont pas en *haleine*. Prenons un de ces hommes et faisons-le courir, il ne tarde pas à être essoufflé, puis bientôt il est arrêté par des points de côté.

L'essoufflement est le premier effet qui résulte de l'accélération de la circulation cardiaque : la tension du sang augmente, il est chassé avec plus d'impétuosité, mais il ne peut vaincre toutes les résistances que lui offrent les vaisseaux capillaires des poumons; alors le sang afflue dans ces organes plus vite qu'il n'en sort, il s'y accumule donc en produisant une fluxion. Les points de côté se produisent de la même façon, mais c'est le foie et la rate qui s'engorgent. Ces glandes, essentiellement vasculaires, sont comparables à des éponges, elles s'imbibent du sang qui est en excès dans la circulation des gros vaisseaux, et elles augmentent de volume d'une manière rapide. Quand cette augmentation du foie et de la rate est momentanée et n'atteint pas la limite où elle devient douloureuse, ces organes remplissent leur fonction régulatrice de la circulation, ils opèrent à la façon d'un diverticulum qui reçoit le liquide en excès.

L'accélération de la circulation cardiaque par l'exercice peut s'effectuer sans changement sensible dans les volumes du foie et de la rate; c'est qu'alors la circulation capillaire se fait bien dans tous les tissus et n'oppose nulle part de résistance.

Il y a donc à considérer deux circulations différentes dans la *grande circulation*, que depuis Harvey on distingue de la *petite circulation* ou circulation pulmonaire.

Nous avons dans la France, en raison de sa centralisation, un exemple de ces diverses circulations. Les grandes lignes de chemin de fer qui rayonnent de la capitale peuvent être comparées à la grande circulation; le chemin de fer de ceinture de Paris devient alors l'analogue de la circulation pulmonaire. Mais sur les grandes lignes il y a deux ordres de trains, les express et les omnibus. Les premiers ont un va-et-vient plus rapide et ne concernent que les stations importantes; les seconds répondent au service de toutes les localités sans exception. Ajoutons que la nature, plus généreuse et plus prudente que les sociétés humaines, a une voie spéciale pour les marchandises : ce sont les lymphatiques.

Or, supposons qu'il n'y ait plus en France que des trains express pour les grandes villes, il est évident que sa prospérité agricole serait réduite à néant. Sully disait : « L'agriculture et le commerce sont les deux mamelles de la nation. » La France n'aurait plus qu'une mamelle misérable, car le commerce et l'agriculture multiplient réciproquement leurs activités. Ce qui paraît si facile à comprendre quand il s'agit d'une nation, l'est beaucoup plus quand il s'agit de notre propre économie. Je viens de dire que le commerce et l'agriculture multiplient réciproquement leurs activités, je puis énoncer absolument la même loi pour l'exercice et la nutrition. L'homme qui ne fait pas d'exercice n'a pas besoin d'augmenter sa nutrition, parce qu'il faut toujours un équilibre entre les dépenses et les recettes. Cet homme n'a donc pas besoin d'une circulation omnibus, c'est-à-dire active dans toutes les parties de son corps, il lui suffit d'avoir une circulation *express*. Puisque ces mots rendent ma pensée, j'ose les garder pour la développer. Chez les animaux sauvages qui ont une circulation *omnibus*, parce qu'ils jouissent de la santé type, la fièvre de courbature n'existe pas et la course la plus rapide accélère relativement peu les battements du cœur et le nombre d'inspirations (si l'on observe en dehors des conditions de la peur de l'animal chassé ou de l'ardeur de l'animal qui chasse). Chez l'homme à circulation express, nous voyons, au contraire, toute course amener à l'essoufflement et même aux palpitations de cœur, et toute fatigue inaccoutumée produire de la courbature.

L'analyse de ces troubles est facile : la course active la rapidité du sang en circulation, par conséquent la rapidité de la circulation dans les poumons. Cet organe qui n'est pas habitué à un excès de fluide, se congestionne, la circulation s'embarrasse au lieu de devenir plus rapide : la respiration devient alors plus fréquente pour suppléer à la moins grande perméabilité de l'organe; le cœur se ressent solidairement de la précipitation de la respiration et il précipite lui-même ses contractions jusqu'à les rendre convulsives. Revenons sur l'augmentation de volume du foie et de la rate qui se produit alors.

Dès que les battements du cœur s'accélèrent, que ce soit le fait de l'anhélation ou de la fièvre, le sang est chassé plus vite dans les artères. Mais son impulsion n'est pas une raison suffisante pour qu'il pénètre dans les vaisseaux capillaires, qui peuvent être plus ou moins imperméables sous l'influence du système nerveux. C'est ce qui se passe dans le premier stade d'une fièvre d'accès : la circulation s'accélère, et cependant tous les capillaires de la périphérie du corps restent imperméables au sang sous l'influence des spasmes nerveux qui les font se contracter. Il y a cependant deux organes dont les capillaires plus complaisants donnent accès au sang, c'est le foie et la rate, qui par cela même deviennent turgescents. Admettons maintenant que ces viscères soient gorgés de sang, et que la résistance des autres capillaires persiste. Alors nous observons un nouveau phénomène : la tension du sang augmente dans les artères, elles se laissent distendre par une colonne plus épaisse, parce que l'effort du sang est plus considérable sur les parois : le pouls devient dur, serré, résistant, et la pulsation moins grande parce que l'élasticité du vaisseau est moins grande aussi. Le cœur ayant plus de peine à chasser de nouvelles ondées sanguines, bat moins vite. Dans ce cas la circulation prend donc les caractères de la pléthore, ou ceux que lui imprime la digitale (aussi les sécrétions rénales augmentent-elles).

Il est facile de déduire de ces troubles de la circulation les crises ou les accidents qui en sont la conséquence.

J'ai insisté sur ces particularités de la circulation, parce qu'elles donnent la principale clef de la méthode hygiétique. En effet, c'est en activant par l'exercice la circulation capillaire de toutes les parties du corps, sans jamais arriver à ces troubles du côté d'un organe ou d'un appareil, c'est en augmentant uniformément le mouvement de nutrition, en raison des mouvements de dépense, qu'on peut facilement et sûrement modifier en peu de temps l'économie d'un sujet.

Pour le médecin qui surveille l'entraînement du sujet, l'état du foie et de la rate, avant et pendant les exercices, est comme le *manomètre* de la circulation. Aussi est-il indispensable d'apprécier fréquemment et d'une manière exacte les dimensions de ces organes, ce que la percussion médiate et graphique rend très-facile.

CHAPITRE V

DES FONCTIONS DE LA PEAU

Alibert a donné une définition très-exacte de la peau en disant qu'elle est le miroir de la santé.

La peau répond en effet à toutes les grandes fonctions de l'économie.

1° Elle est en rapport avec la fonction pulmonaire par la perspiration des gaz et des vapeurs;

2° Avec la fonction rénale par la transpiration des liquides et des sels ;

3° Avec la fonction hépatique par la sécrétion des matières sébacées ou grasses;

4° Avec la fonction de calorification par le plus ou moins d'épaisseur du derme ou du tissu adipeux sous-jacent; par la perspiration et par la transpiration, avec les fonctions du mouvement musculaire et du mouvement nutritif;

5° Avec les fonctions cérébrales par la sensibilité;

6° Avec les régions qu'elle recouvre;

7° Enfin par sa couche épidermoïde : épiderme et poils, avec les dispositions électriques de chaque sujet.

De même qu'un gouvernement représentatif traduit l'état de la nation et la règle dans ses activités intérieures d'après les rapports avec l'extérieur, de même la peau est à la fois l'organe de protection, de médiation et de représentation de l'économie. Aussi l'état de la peau suffit-il presque aux entraîneurs anglais, pour diriger empiriquement la condition des pugilistes.

Rapport avec la fonction pulmonaire.

Les fonctions respiratoires de la peau sont assez importantes pour modifier beaucoup la respiration pulmonaire, quand on les supppime momentanément. On a même avancé que ces fonctions sont tellement importantes, qu'en les supprimant on déterminerait la mort assez rapidement par asphyxie. L'expérience a été faite sur des animaux qu'on a enduits d'un vernis, et qui ont succombé.

Cette expérience offre peut-être des données complexes, puisqu'elle supprime à la fois toutes les fonctions de la peau ; aussi a-t-elle besoin d'être reprise de différentes manières, pour amener à une interprétation exacte de la suppression seule des fonctions respiratoires de la peau.

Quoi qu'il en soit, la quantité d'acide carbonique et de vapeur d'eau exhalée par la peau est trop considérable pour qu'on puisse méconnaître que cette fonction du tégument externe allége la fonction des poumons.

Rapport avec la fonction rénale.

Quoique ce rapport soit plus intéressant au point de vue de la thérapeutique que de l'hygiène, il laisse entrevoir la nécessité de réparer par des boissons, les quantités de liquides perdues par la transpiration, afin de permettre aux reins la régulière élimination de produits uriques peu solubles, dont l'accumulation dans le sang est délétère.

Ce sont donc les caractères de l'urine qui doivent donner la mesure des boissons.

Rapport avec la fonction hépatique.

Les glandes sébacées innombrables qui s'observent à chaque bulbe pileux ont des fonctions languissantes, ou bien exubérantes, sur lesquelles on peut agir en modifiant, soit l'état du foie, soit le genre d'alimentation, soit le renouvellement de l'épiderme. Avec une vie active, les sécrétions sébacées empreintes d'une odeur *sui generis* exigent des soins de propreté sans lesquels les hommes vicient l'air qu'ils respirent.

Rapport avec la fonction de calorification.

La peau est douée d'une sensibilité spéciale pour la température du milieu extérieur, qui lui permet de modifier le système nerveux en activant ou en diminuant la somme des combustions qui entretiennent la température du corps à un degré de chaleur uniforme.

Si nous plaçons l'homme nu dans un air froid, nous observons qu'il perd d'autant plus de calorique par rayonnement qu'il est entouré de corps froids rayonnants eux-mêmes (effet des glaciers ou des nuages de neiges), ou bien qu'il reçoit le contact de masses d'air froid sans cesse renouvelées. Lorsque l'air est calme quoique glacé, le refroidissement est peu considérable, parce que l'air est le très-mauvais conducteur du calorique. Aussi les hommes polaires se font-ils relativement des habitations chaudes avec de la neige.

Le rayonnement du corps humain est d'autant moins considérable que la peau est plus blanche. Les noirs, parmi les hommes de couleur, sont ceux qui perdent le plus de calorique par rayonnement.

Si la transition du chaud au froid est rapide, nous

observons que la peau pâlit et se contracte en présentant l'aspect papuleux de la chair de poule; il se passe alors trois phénomènes : le sang revient de la périphérie au centre, par un retrait brusque, et menace de congestion les viscères, de là les inflammations qui se déclarent souvent après un refroidissement rapide; de ce retrait résultent la lividité des téguments et la diminution de volume des extrémités : une bague trop juste devient alors trop grande.

Le second phénomène est celui de la chair de poule : il coïncide avec une contraction des orifices des glandes de la peau, et avec une suppression de cette perspiration qui serait une cause de plus de refroidissement par l'évaporation.

Le troisième phénomène est une odeur *sui generis*, que le corps exhale ; odeur qui provient de la quantité de matière sébacée alors excrétée par la contraction du derme qui exerce une pression mécanique sur les glandes sébacées qu'il contient.

Ces phénomènes sont ceux qu'on observe également dans le premier stade d'une fièvre d'accès, avec cette différence que dans ce cas le frisson est violent et se remarque au début, tandis que dans l'exemple que nous avons pris, le frisson est léger et succède aux trois phénomènes que nous venons d'indiquer. Le frisson manque même si l'homme est dans une bonne condition de santé, car ce symptôme annonce la période de *réaction* en accusant une inégale répartition de la chaleur provenant de ce que les viscères sont inégalement fluxionnés.

Après le flux vers les organes centraux, nous observons un reflux à la périphérie, c'est la réaction.

La peau perd sa teinte livide, elle s'anime, puis se fluxionnant à son tour, elle devient rouge. Le sentiment de froid disparaît plus ou moins complétement, le calme et le bien-être un moment troublés reviennent.

L'action du froid et sa réaction sont plus ou moins distinctes, plus ou moins énergiques, le temps qui sépare le flux du reflux est plus ou moins long, suivant les conditions de la santé.

Quant à la réaction, elle s'explique par le rôle du système nerveux ganglionnaire ou grand sympathique. Ce système préside à la circulation par des nerfs vaso-moteurs et aux sécrétions par des filets spéciaux. Or la sensation de froid perçue à la surface du corps, et transmise trop violemment au grand sympathique, lui fait arrêter simultanément les sécrétions de la peau et sa circulation, mais c'est là une confusion qui ne se produit pas si la santé est parfaite, si l'homme est aguerri ou entraîné ; sous l'action du froid, sa peau ne présente ni lividité ni chair de poule, elle s'anime de suite *uniformément*.

Nous pouvons donc remarquer en passant que l'épreuve du froid a une valeur sérieuse pour apprécier les conditions de la santé.

Dans le cas où la santé est irréprochable, sous l'influence du froid extérieur, le grand sympathique diminue les sécrétions de la peau et active sa circulation.

C'est cette activité plus grande de la circulation non-seulement de la peau, mais de tous les tissus, qui contre-balance le refroidissement en produisant plus de calorique ; la respiration ou l'hématose devient plus active conséquemment.

Voyons maintenant ce qui se passe quand l'économie est placée dans une étuve sèche ou dans une atmosphère plus chaude que d'habitude.

Si l'homme est entraîné, sa peau blanchit et se couvre de sueur ; la circulation et l'hématose se ralentissent. Mais ce n'est pas ce qu'on observe sur les sujets ordinaires, par la même raison que nous avons donnée de la confusion, c'est-à-dire du trouble des fonctions du grand sympathique ; en effet, on remarque ordinairement que la peau se fluxionne, que la circulation et la respiration deviennent plus actives, et ce n'est que par réaction que la sédation s'établit dès que la sueur devient abondante.

Le rôle de la sueur sécrétée par les glandes sudoripares si nombreuses de la peau, est de soustraire physiquement de la chaleur au corps par ce phénomène d'évaporation de l'eau, qui absorbe du calorique latent pour passer de l'état liquide à l'état de vapeur.

Indépendamment de la couleur, de la perspiration et de la transpiration, la peau est plus ou moins apte à perdre du calorique suivant l'épaisseur du derme et suivant le tissu cellulo-adipeux qui lui est sous-jacent.

Quand le derme est mince, et qu'il est séparé des aponévroses par une faible couche de tissu cellulaire, l'enveloppe cutanée conduit mieux le calorique et le perd plus facilement.

J'ai vu des cas où cette disposition, se conciliant du

reste avec la santé, me paraissait expliquer la maigreur opiniâtre, et l'opportunité des aliments hydrocarburés.

Quand on observe la disposition contraire : derme épais et embonpoint, on est souvent étonné de la petite quantité d'aliments consommés par ces sujets, et du peu d'activité de leur circulation. On observe aussi qu'ils résistent mal aux déperditions considérables de calorique (femmes et enfants), et que les réactions sont incomplètes ou difficiles. Mais à lui seul, le derme épais est une garantie contre les troubles de la calorification pour ceux qui mènent une vie active. Aussi les habitants des pays froids ont-ils une peau plus épaisse que ceux des pays chauds. Notons que l'habitude du corps nu à l'air épaissit assez rapidement la couche dermique.

Rapport avec les fonctions du mouvement musculaire et du mouvement nutritif.

Nous venons de dire que la peau douée d'une sensibilité particulière pour le chaud et le froid, modifie par action sympathique la circulation, et par suite le mouvement de nutrition. La peau jouit encore d'une sensibilité spéciale pour le tact et pour la douleur. Ces différentes sensibilités paraissent distinctes, parce que les unes peuvent être diminuées ou exagérées, sans que les autres varient. C'est ainsi que nous voyons des malades sentir le chaud et le froid, mais ne pas sentir les qualités tactiles d'un objet qui n'est ni froid ni chaud; d'autres sentent la pointe d'une aiguille ou le bec d'une pince, mais ne sentent pas la douleur que l'on peut produire habituellement avec ces instruments.

Or, on peut formuler cette loi : Plus la fonction du mouvement musculaire est développée, moins la peau est impressionnable.

Les sensibilités au froid ou au chaud et à la douleur diminuent d'abord, puis le toucher.

Il est facile de comprendre pourquoi la première de ces sensibilités diminue, puisque la circulation étant incomparablement plus active sur un homme de mouvement musculaire, il suffit à la peau d'une sensibilité bien plus faible pour agir suffisamment sur le système nerveux, qui procède à la calorification, soit pour l'augmenter, soit pour la diminuer. L'instrument régulateur paraît plus faible, et en réalité, il est plus délicat et plus exact.

Quant au sens de la douleur, il est comme un instinct propre aux êtres faibles, qui ont besoin de fuir tout ce qui menace leur vie fragile. Instinct mensonger qui fait redouter la souffrance, et en accable malgré la fuite. C'est l'instinct dévié du Sybarite, que le pli d'une rose fait pleurer, mais c'est aussi malheureusement l'instinct maladif des êtres les plus faibles, de ceux qui savent le mieux souffrir, et qui souffrent le plus.

Quand l'homme est actif, plein des ardeurs de la vie, il ne connaît pas la douleur. Qu'il reçoive une estafilade ou une balle, il ne sent rien : la perte de son sang seule l'arrête.

Cette immunité pour la douleur que l'on a observée si souvent, sous l'influence de l'ivresse que donnent les passions, la bataille et le vin, on la rencontre également chez l'homme parfaitement *entraîné*. C'est ce que je veux tâcher d'expliquer.

Prenons un homme et un enfant, et, leur faisant tendre le bras, plaçons dans la main de chacun d'eux un kilogramme : il est certain que l'enfant fera un effort douloureux, tandis que l'homme n'éprouvera que du bien-être. Mais demandons à cet homme, si fort qu'il soit, de rester les bras tendus avec ce poids, il ne tardera pas à ressentir de la gêne, puis de la souffrance.

Dans cet exemple, je prends comme nerfs de la sensibilité ceux qui pondèrent l'action musculaire.

Ces nerfs, comme tous les nerfs de la sensibilité, doivent faire percevoir une puissance à laquelle la résistance soit égale. Chez l'enfant, faute de muscles, la résistance n'a pu être égale à l'action de la puissance, il y a eu souffrance. Chez l'homme il y a eu d'abord plaisir, mais la contraction musculaire s'est épuisée par sa continuité et par le trouble de la circulation, alors la résistance est devenue inférieure à la puissance et il y a eu également souffrance ; on est donc tenté de dire que la douleur est le fait d'une action extérieure qui l'emporte sur notre résistance ou de notre action qui succombe devant la résistance.

Mais dans l'exemple que j'ai choisi, il y a quelque chose de plus à dire, c'est comment le plaisir se transforme en douleur, cette transformation explique le mécanisme de la douleur.

Les nerfs de la sensibilité et ceux du mouvement qui devraient être en parfait équilibre, ne le sont pas dans les conditions de santé ordinaire, dès qu'une influence s'exerce sur la circulation en l'atténuant.

Prenons comme influence celles du froid et du chaud.

Un individu faible est soumis à l'action du froid, il y résiste mal; sa circulation, d'abord partiellement activée, s'engourdit peu à peu. Il commence par éprouver de la gêne et de la roideur dans ses mouvements; cependant sa sensibilité, au lieu de s'atténuer, s'exalte : cet individu craint les moindres chocs, il lui semble qu'il est devenu cassant, et ses extrémités, qui sont les parties les plus refroidies, sont aussi les plus sensibles. Une contusion de la main ou du pied peut alors amener la douleur à son paroxysme, en produisant le tétanos. Si l'action du froid persiste, la sensibilité disparaît, mais elle cède la place à la léthargie, le sang n'animant plus la périphérie, celle-ci s'évanouit pour ainsi dire, c'est la vie qui se retire.

Notons que le froid agit sur la circulation et non sur le système nerveux, de sorte que le mouvement disparaît avant la sensibilité. C'est le contraire dans l'action du chloroforme : il paralyse la sensibilité avant le mouvement, parce qu'il agit sur le système nerveux cérébro-rachidien, avant d'agir sur le grand sympathique, et par suite sur la circulation.

On obtient à peu de chose près la même action que celle du froid, sur un membre dont on ligature l'artère.

Sous l'influence du chaud, la circulation et la respiration, d'abord activées, trouvent bientôt une sédation dans la transpiration; d'une autre part, l'individu éprouve une gêne dans la poitrine : l'hématose devenant très-petite, en raison des faibles besoins de calorification, la circulation et la respiration se ralentissent; il y a prostration, accablement. Mais à l'opposé des fonctions de mouvement qui s'engourdissent, celles de la sensibilité s'accroissent, et leur exagération expose aux accidents tétaniques, bien que la cause soit le chaud et non le froid, cela prouve que les deux agissent dans le même sens au point de vue des perturbations physiologiques.

Le rapprochement des deux causes est tel, que l'excès du chaud produit comme le froid un sommeil léthargique qui résulte de l'abolition de la sensibilité d'abord exaltée. C'est probablement dans ce sommeil léthargique que les nègres endormis dans les savanes se laissent ronger les pieds par des rats agressifs.

De ce parallèle du chaud et du froid, nous pouvons déduire que le mouvement musculaire et la circulation s'activent réciproquement. Que lorsque l'un et l'autre s'affaiblissent, la sensibilité augmente.

La raison de cet antagonisme apparent, entre la sensibilité et le mouvement, se trouve dans ces deux modes de la vie qu'on peut appeler la réceptivité et l'activité.

Dans la *réceptivité* ou *passivité*, on observe une concentration de l'être dont la vie agissante se laisse déprimer; alors que la vie sensitive se développe, les perceptions deviennent plus nettes et plus intenses.

Dans l'activité, au contraire, les perceptions se limitent aux besoins de l'action, le mouvement est excentrique au lieu d'être concentrique, c'est-à-dire que l'innervation se fait plus du centre à la périphérie que de la périphérie au centre.

Je me bornerais là, si ce sujet n'était de la plus haute importance au point de vue des rapports du physique avec le moral.

Nous savons que la substance grise du cerveau, de la moelle épinière et des ganglions du grand sympathique, est constituée par des cellules qui condensent la force nerveuse ; que par le mécanisme de l'action réflexe, une sensation parvenue à un segment de la moelle peut directement renvoyer la réponse à son adresse sous forme d'un de ces mouvements qui, comme la ruade, le coup de dent ou le coup de patte, servent de défense impromptue aux animaux surpris, et que par l'effet de la volonté, lorsque la sensation est perçue par le cerveau, les représailles des sensations peuvent être ajournées ou bien être ripostées avec intention.

On peut comparer assez exactement le système nerveux au système télégraphique d'un royaume en guerre ou en transactions diplomatiques : des avis partent de la frontière et traversent un ou plusieurs relais, pour arriver à la capitale; tantôt l'ordre d'action ou de transaction part du relais ou vient de la capitale jusqu'où l'avis est parvenu. Cette comparaison très-simple donne une idée assez exacte de la disposition matérielle de l'appareil nerveux, mais nullement du mécanisme intime de sa fonction.

Le nerf et le muscle ne suffisent pas pour faire agir un membre, il faut du sang, et si l'on vient à gêner la circulation dans ce membre en comprimant l'artère (sans comprimer le nerf), rapidement les muscles cessent d'obéir à la volonté, alors même que la sensibilité persiste encore.

D'une autre part, un grand nombre de phénomènes pathologiques, dans l'analyse desquels je ne puis entrer, démontrent qu'il y a des relations intimes entre les fonctions du grand sympathique et le mouvement musculaire. Quand les fonctions du grand sympathique sont lésées, comme dans le choléra ou le typhus, il y a des crampes ou des palpitations des muscles. Les rapports entre ces deux systèmes nerveux sont d'ailleurs très-manifestes, au point de vue anatomique. Sans donc entrer ici dans le développement d'une théorie que j'aurais besoin de baser sur beaucoup de faits et d'expériences, je puis dire, en ce qui concerne mon sujet : qu'autant la substance grise est indispensable pour le fonctionnement de la moelle et du cerveau, autant le grand sympathique (constitué principalement par de la substance grise) est indispensable pour l'entretien de la puissance d'innervation de la moelle et du cerveau. De même que nous avons, pour la circulation des liquides, veines, artères et lymphatiques, nous avons pour la communication de la force nerveuse trois ordres de conducteurs, les filets nerveux sensitifs, les filets nerveux moteurs, et les filets nerveux nourriciers du grand sympathique. Ces filets nourriciers puisent dans le mouvement de nutrition (action chimique) les forces disponibles qui peuvent être assimilées par le système nerveux.

En admettant cette théorie, on comprend toute l'influence qu'une circulation active, et par suite un mouvement de nutrition considérable, exerce sur la puissance du système nerveux, qui est un centre d'autant plus puissant qu'il reçoit le tribut d'un empire plus étendu et plus industrieux.

Avec cette théorie, il est facile de comprendre que l'exercice méthodique ou l'hygiétique, qui augmente la circulation et la nutrition, doive rendre le système nerveux plus puissant ; que par suite, le mouvement expansif de l'être le dispose plus à l'activité qu'à la passivité, c'est-à-dire à l'action qu'à la sensation.

Qu'enfin il en résulte une presque immunité contre la douleur, car elle n'est qu'une exaltation de la sensibilité qui dispose les organes des sens à des souffrances qui ne sont pas nécessairement causées par les objets de la sensation, mais par l'organe du sens qui est exalté. C'est ainsi que l'objet qui flatte l'œil ou la dent provoque dans ces organes une souffrance intolérable quand ils sont névralgiés.

Je reviendrai sur l'influence énorme que la sensibilité de la peau exerce à propos de ses rapports avec le moral ; pour l'influence qu'elle exerce sur la calorification, je l'ai suffisamment analysée ; il me suffit maintenant d'appeler l'attention sur le moyen le plus simple et le plus rationnel que nous ayons pour diminuer la sensibilité exagérée de la peau. Ce moyen consiste à exciter la circulation propre de la peau par des frictions plus ou moins prolongées, plus ou moins rudes, suivant qu'on veut émousser plus ou moins cette sensibilité. Je ne donnerai qu'un exemple de la puissance de la friction pour prouver son action anesthésique. Il n'est pas rare de rencontrer dans des maladies nerveuses une hyperesthésie de la peau telle, que le malade ne peut supporter la pression du doigt ou le poids d'une couverture sans pousser des cris. Dans un cas pareil, si l'on commence par une friction très-légère avec la main en la continuant doucement pendant vingt ou trente minutes, on arrive à pouvoir prendre la peau fortement à pleines mains et même à pouvoir la pincer violemment sans que le malade se plaigne ou s'en aperçoive. On comprend dès lors tout le parti qu'on peut tirer des frictions en hygiétique pour activer la circulation et diminuer, dans une juste mesure, l'impressionnabilité du tégument externe.

Rapports avec les fonctions cérébrales.

Ce que nous venons de dire de la sensibilité plus ou moins grande de la peau nous amène à considérer l'influence de cette sensibilité sur le cerveau.

Les sens, avant d'être pour nous des organes de jouissance, sont un moyen de conservation et répondent à l'instinct qui nous attache à la vie.

Le sens de la résistance des corps environnants, de leur action agréable ou pénible sur nos tissus, de leur température, incite notre volonté d'une manière toute différente selon que la résistance peut céder sous nos efforts ou léser notre propre forme, selon que le contact nous attire ou nous repousse, selon que la température nous est plus ou moins supportable.

Mais les impressions qui viennent du milieu extérieur varient complétement suivant le degré de sensibilité. Tant que ces impressions ne font pas naître l'appréhension de la douleur, nous les recherchons comme agréables; mais ce qui est agréable pour tous ceux qui ont une sensibilité de la peau modérée est insupportable pour ceux qui en ont une exagérée : c'est que pour eux l'impression fait naître la sensation de la douleur qui est un avertissement contre tout ce qui compromet la vie, et tant que l'homme ne souffre pas ou ne craint pas de souffrir, il ignore le sentiment de conservation.

Ce serait donc à grand tort qu'on voudrait voir l'instinct de la vie dans le cerveau, car il est dans le degré de sensibilité. Tout ce qui nous prive de la sensibilité nous prive également du sentiment de conservation. On peut objecter que je ne tiens nullement compte du jugement, et qu'un homme dont la peau serait aussi peu douée que possible du sentiment de la douleur n'exposerait cependant pas sa vie, s'il était assez intelligent pour apprécier l'utilité de sa vie, sinon pour lui au moins pour ceux qui l'aiment. Cette objection pèche par la base, parce que le jugement procède toujours de la manière de sentir.

Dès qu'une circonstance modifie les sensations, elle modifie aussi le jugement, mais non la somme des déterminations antérieures, qui constitue la *conscience*. Il en résulte que l'ivrogne qui a perdu sa sensibilité et troublé son jugement se tire plus ou moins sauf de son état, suivant sa conscience; mais le fou, qui n'a pour lui qu'une somme de déterminations délirantes et par conséquent une conscience hallucinée, se détruit dès qu'il perd le sentiment de la douleur ; le malheureux qui se suicide ne cherche pas la douleur, mais cherche à la fuir. Il est halluciné par le paroxysme de la souffrance, et pour lui la souffrance du suicide n'entre pas en ligne de compte.

Il y a deux courages dans le courage vrai et sûr : l'un est celui du cœur, l'autre appartient à l'esprit ; ils sont essentiellement distincts, car le courage du cœur ne connaît pas la peur, celui de l'esprit la connaît et la domine.

Sur un champ de bataille de ce siècle, un aide-de-camp reçoit la mission de porter un ordre sous le feu de l'ennemi ; trois fois cet officier tombe de cheval sans aucune blessure. Il revient près de son général, lui dit les larmes aux yeux qu'il ne peut remplir sa mission et le supplie de le faire marcher à la tête d'un bataillon. Une heure après il s'était fait tuer en brave. Cet officier n'avait pas ce jour-là de courage physique, il lui était impossible de dominer la peur en exposant passivement sa vie, mais le courage de l'esprit ne pouvait l'abandonner et il a su le prouver. Il craignait les balles et cependant, au lieu de craindre la mort, il la voulait.

Le courage de l'esprit est dans la conscience du devoir et de l'honneur, il est aussi dans l'amour : c'est du stoïcisme.

Le courage du cœur ne se commande pas, il est le résultat de l'éducation et de la santé. Il grandit à mesure que s'éloigne de nous le sentiment de la douleur, il inspire le dévouement. C'est ce courage que la somascétique peut donner à des millions d'hommes en quelques mois, c'est lui qui caractérise l'aguerrissement.

Il dépend des chefs de donner à une armée tout le courage d'esprit qu'elle peut avoir, en la rendant consciente de ses devoirs et de son honneur, mais il n'y a qu'un prince qui puisse doter son armée des institutions qui lui assurent le bénéfice du courage physique.

Rapports de la peau avec les régions.

Après avoir envisagé l'action de la peau sur les principaux organes et les principaux appareils, nous n'aurions qu'une idée incomplète de ces fonctions et de la manière dont nous pouvons en tirer parti dans l'aguerrissement, si nous ne cherchions pas à saisir les rapports plus directs qui relient chaque région avec la peau qui la protége.

Ces rapports existent bien réellement, et de tous temps la médecine semble les avoir reconnus, en usant de la *médication révulsive*. Si les effets de cette médication consacrée par l'empirisme sont évidents, ils n'en sont pas moins restés inexplicables jusqu'à nos jours. L'anatomie seule ne pouvait révéler la nature de ces rapports, elle avait besoin du concours de la physiologie et de l'embryogénie.

Beaucoup d'anatomistes se sont ri de la médication révulsive en demandant comment une vésication sur le dos pouvait agir sur le poumon à travers les plans musculaires et osseux, à travers des réseaux vasculaires distincts et superposés. En effet, l'action est bien loin d'être directe, puisqu'elle se fait médiatement par le système nerveux. Les progrès de l'embryogénie nous ont appris qu'il y a dans l'évolution de l'être des sphères de développement, c'est-à-dire des régions dont les parties se développent simultanément, et par suite, malgré la superposition de leurs plans, il y a pour elles une solidarité telle que les circonstances qui modifient la circulation ou la nutrition des parties profondes modifient également celles des parties superficielles, et réciproquement. Pour n'en donner qu'une preuve sans réplique, on peut prendre pour exemple ce qui se passe dans un abcès profond : il s'accuse à la peau par de la chaleur, de la rougeur et de la tuméfaction, bien que les parties intermédiaires à la peau et à l'abcès n'aient pas de connexions vasculaires.

Le tégument de chaque région a donc une action sur la circulation profonde par l'intermédiaire du grand sympathique.

Il est facile de comprendre toute l'étendue des applications qu'on peut faire de cette loi en hygiétique, soit que l'on veuille assurer la régularité de la circulation des viscères, soit qu'on veuille l'activer.

Étant donné un sujet chez lequel un organe important a contracté une habitude de congestion, il est évident qu'il ne suffit pas d'augmenter la circulation générale pour détruire un vice fonctionnel qui a sur cet organe le droit de l'habitude, il est évident aussi qu'en donnant à cet individu plus de résistance aux perturbations qui viennent du froid et du chaud, on ne lui acquérerait cependant pas une immunité complète, si on le laissait avec un organe susceptible d'éprouver un ralentissement très-sensible alors même que ses autres organes fonctionneraient mieux. L'hygiétique peut tenir compte facilement de ces dispositions organiques et y remédier de nombreuses manières, dont les plus simples consistent en frictions plus longues et plus répétées, sur les régions faibles, et par un surcroît de vêtement correspondant à ces mêmes régions et destiné à assurer la régularité de leur circulation; tel est d'ailleurs le but des ceintures ou des scapulaires de flanelle dans certains cas.

Rapports de la couche épidermoïde (épiderme et poils) avec les dispositions électriques.

L'observation démontre que le jeu des forces qui concourent à la vie produit de la chaleur et de l'électricité. Ces deux modes de la force (chaleur et électricité) peuvent être considérés comme des *excreta* ou comme des produits à éliminer. Cependant nous savons qu'une partie de la chaleur produite est utilisée à entretenir l'économie à la température constante de 32 degrés. L'observation démontre aussi qu'une certaine quantité d'électricité reste à l'état de tension sur les aponévroses des muscles, sur les tissus connectifs et sur l'épiderme. L'expérience nous montre même le sens des courants électriques qui s'établissent entre les différents tissus et les différents liquides de l'économie. Ces données encore neuves en physiologie peuvent servir à expliquer beaucoup de phénomènes (1), et je m'en suis servi pour appeler l'attention sur les fonctions de l'épiderme (2).

L'épiderme, quand il est sec, est un des plus mauvais conducteurs de l'électricité; aussi l'électrise-t-on facilement par le frottement, comme les résines, le verre et l'ambre. Les vêtements de laine ou de soie contribuent à augmenter l'électricité qui peut se mettre en tension sur la peau comme sur l'armature extérieure d'une bouteille de Leyde. Nous n'avons pas encore de données bien précises sur le rôle que joue l'électricité en tension sur nos tissus, nous savons seulement que cet état électrique de l'épiderme est constant chez l'homme sain, qu'il disparaît complétement dans certaines maladies (rhumatisme aigu, algidité du choléra), tandis qu'il augmente beaucoup dans d'autres (phlegmasies). La transpiration, dès qu'elle s'établit, fait tomber beaucoup la tension électrique de la peau; probablement en la baignant d'un liquide qui, par sa composition, se rapproche des liquides passablement conducteurs de l'électricité.

(1) *Théorie de la rigidité cadavérique et de l'irritabilité musculaire* (*Bull. de la Soc. méd. d'émulation de Paris*, 1867.)

(2) *Fonctions de l'épiderme* (*Bull. de la Société d'hydrologie de Paris*, 1868).

Il est une autre cause de déperdition de l'électricité de l'épiderme, ce sont les poils et les cheveux. Nous savons que l'électricité s'échappe ou se recompose par les pointes. Les cheveux et les poils jouent absolument le rôle des paratonnerres : ceux-ci laissent écouler l'électricité négative du sol dans l'atmosphère, qui est d'électricité positive, ou bien attirent l'électricité positive de l'atmosphère ou du nuage pour la recombiner avec l'électricité négative du sol. Peut-être qu'à elle seule cette fonction du système pileux de rejeter l'électricité négative pour puiser dans l'atmosphère de la positive, n'est pas sans effet important sur l'activité de l'organisme; mais si nous nous contentons de considérer les poils comme des *organes de rejet*, nous constatons qu'ils ont la propriété de transformer l'électricité statique en dynamique, c'est-à-dire qu'ils donnent une direction à l'électricité de tension.

Je prends un cheveu formant un arc et je le fixe par le milieu sur de la cire; si j'approche de ce cheveu un bâton de résine électrisée par le frottement, je remarque que le cheveu est attiré, puis repoussé successivement, si j'établis des contacts. Mais si je tiens le bâton à égale distance des deux extrémités, j'observe que des deux extrémités, c'est la plus grosse, celle du bulbe, qui reste attirée par le bâton, tandis que la plus fine ou la plus effilée est repoussée; il s'établit donc une *fluence* qui se fait du gros bout vers le petit. Si l'on présente le bâton de résine perpendiculairement à l'arc formé par le cheveu : l'arc s'ouvre par un phénomène de fluence du bâton vers la surface du cheveu, puis l'un des bouts se rapproche et se fixe au bâton, tandis que l'autre reste éloigné. Le bout qui se rapproche c'est le gros, parce que le plus effilé dégage de l'électricité négative comme celle du bâton, et puise dans l'air de la positive qui se recombine au gros bout avec l'électricité du bâton de résine.

Considérons donc les poils comme des organes électriques, tout en leur conservant leur propriété de mauvais conducteurs du calorique ; ils sont par conséquent destinés à jouer un double rôle, rejetant d'une part l'électricité, conservant de l'autre la chaleur. Cette double fonction paraît rendre compte de leur disposition à la surface du corps : en effet, on les remarque surtout aux environs des ouvertures naturelles, c'est-à-dire sur les points où il est important que les tensions électriques du côté de la peau et du côté des muqueuses soient équilibrées. De plus, on remarque que leur abondance varie suivant les sujets et suivant les sexes, ce qui semblerait indiquer que la production d'électricité est plus intense normalement, comme la production de chaleur, chez les hommes. Aussi de tout temps a-t-on vu, dans le développement du système pileux, un signe de virilité et de force. Cependant l'observation nous prouve que l'exagération du système pileux se produit sur des sujets débiles, et principalement sur les phthisiques. Dans ce cas il est facile d'attribuer le développement de ce système à un besoin de rejet plus considérable de l'électricité produite par les actes de nutrition. Il y a chez ces malades une exagération dans la production d'électricité comme dans celle de la chaleur, et nous savons que celle-ci est telle qu'elle tend à amener la sueur pendant le sommeil. Ces exagérations ne sont donc pas le fait d'une force motrice plus grande; mais, au contraire, le fait d'une déperdition de forces qui ne peuvent être utilisées pour le mouvement. De même que le mouvement d'une machine, lorsqu'on l'enraye, se transforme en calorique et en électricité; de même tous les grands mouvements de la vie que produisent les passions, lorsqu'ils sont contenus, nous échauffent et nous électrisent. Une preuve de l'utilité de l'électricité à la surface du corps, c'est le malaise que nous éprouvons tous avant l'orage, alors qu'il n'y a pas d'électricité dans l'atmosphère qui nous enveloppe, parce qu'elle est condensée sur les nuages et sur le sol. St l'on cherche alors à obtenir une étincelle d'une machine électrique, on observe qu'il ne s'en produit pas, si rapide que soit la rotation du plateau de verre, et si l'on constate le degré de tension électrique à la peau, on observe également qu'il est nul. D'autre part, le malaise qu'on éprouve au milieu d'une assemblée considérable ou dans le stade de chaleur d'un accès de fièvre avant la transpiration, ce sentiment de chaleur suffocante et mordicante correspond à un maximum de tension à la peau. Je ne puis insister sur ces développements; je me borne à ces préliminaires pour faire remarquer les indications qui en découlent en hygiétique.

D'après le rôle que je viens d'assigner aux produits épidermoïdes, il est facile de déterminer suivant les sujets les moyens qu'on peut employer pour modifier les fonctions épidermiques. Chez ceux qui présentent une tension trop faible (rhumatisants), on s'explique l'avantage des frictions sèches sur les régions douloureuses. Chez ceux qui présentent une exagération de calorique et d'électricité à la peau, on doit repousser les frictions sèches et les vêtements de laine qui agissent dans le même sens, pour préconiser l'emploi fréquent de frictions humides. Mais c'est surtout pour l'hygiène du sommeil que ces données sont importantes pour en assurer le calme et la fraîcheur. La toile, le crin ou le varech doivent remplacer le coton et la plume dans beaucoup de cas. Enfin la quantité de cheveux et l'utilité de la barbe peuvent être appréciées plus rationnellement.

Fonctions pulmonaires.

L'organe pulmonaire est comparable à un arbre plus ou moins fourni de branches et de feuillage, mais il fait le contraire de l'arbre qui respire en fixant le carbone de l'acide carbonique et en exhalant l'oxygène combiné qui redevient libre, en absorbant pour sa libération du calorique fourni par le soleil. La feuille du poumon ou la cellule pulmonaire fixe de l'oxygène et restitue à l'air de l'acide carbonique et de la vapeur d'eau. Si nous suivons pas à pas le mécanisme de cette fonction, nous voyons que l'organe véritable fixant l'oxygène, c'est le globule du sang ; il circule dans les capillaires qui forment le tissu pulmonaire, se trouvant séparé de l'air qui circule dans les bronches par une membrane très-fine à travers laquelle filtre facilement le gaz. Le sang qui est chassé au poumon par le cœur droit, venant des veines, revient de tous les tissus auxquels il a cédé des matériaux et de l'oxygène, mais il s'est chargé de produits de combustion et de combustible. Circulant dans le réseau pulmonaire, ce sang se transforme : ses globules abandonnent l'acide carbonique et fixent de l'oxygène, de noir il devient rouge. Dans cette transformation il cède aussi à l'air du calorique libre et surtout latent, par ce va-et-vient d'air inspiré et expiré, qui habituellement est plus chaud après qu'avant, et contient une quantité considérable de vapeur d'eau. Le sang oxygéné et rafraîchi dans le poumon, passe dans le cœur gauche pour être chassé dans toutes les parties.

Ce qui nous intéresse dans cette fonction au point de vue de l'hygiétique, c'est le rhythme, l'amplitude, la facilité de la respiration et les qualités de l'air.

Le rythme de cet acte est très-variable, suivant les sujets, suivant l'état de sommeil, de repos ou d'action du sujet observé. Quand ce rhythme pour le même sujet offre des irrégularités ou une trop grande précipitation, l'auscultation et la percussion sont nécessaires pour distinguer si ses troubles sont imputables à des parties congestionnées ou simplement à des troubles nerveux.

L'amplitude de la respiration est une des qualités que l'on doit le plus développer ; elle suppose un glissement parfait des plèvres, un développement suffisant de la cage thoracique et des muscles qui augmentent ses diamètres. Ceux qui ont la poitrine étroite et peu musclée arrivent facilement à l'essoufflement, et leur entraînement demande des ménagements spéciaux. Une règle absolue en hygiétique, c'est de ne jamais continuer l'action une fois qu'elle a déterminé des troubles de la circulation, soit du côté du poumon, soit du côté des viscères (essoufflement, palpitations, points de côté); c'est en portant tous les jours et plusieurs fois par jour la circulation à ses limites sans jamais les dépasser, qu'on arrive rapidement à transformer l'économie.

L'essoufflement prolongé congestionne les poumons, surtout dans un air froid, et dispose à l'emphysème. Le refroidissement s'explique par une plus grande évaporation et un plus grand accès d'air froid, l'emphysème par ces inspirations brusques et violentes que l'on remarque chez ceux qui ont perdu haleine; il en résulte une distension trop considérable des vésicules pulmonaires, leur élasticité est vaincue. L'essoufflement qui est le résultat d'une température trop élevée et qui est physiologique puisqu'il semble avoir pour objet le rafraîchissement du poumon, peut être combattu par des exercices modérés et suffisants pour amener la transpiration, puis par les lotions froides.

La facilité de l'acte respiratoire dépend de la circulation du poumon, de l'amplitude de la poitrine, de la conformation du nez et de la position du corps ou de ses vêtements. Indépendamment de ces différentes causes qui peuvent la diminuer, on doit tenir compte de l'habitude qui fait que très-peu d'hommes respirent ordinairement d'une manière complète. On modifie les habitudes vicieuses de la respiration par des exercices rhythmés, comme le chant pendant le travail, et surtout par la natation et la course. On comprend que plus on développe l'acte respiratoire, plus on rend facile cette fonction première par laquelle nous puisons dans l'atmosphère du soleil de la force, puisque l'oxygène représente une source de chaleur et de mouvement qui entretiennent notre vie.

J'ai parlé des globules du sang qui sont les condensateurs de l'oxygène et qui vont en dispenser partout où il en faut. Il est bon de remarquer que l'acte respiratoire a d'autant plus de valeur que le sang contient plus de globules rouges, et il est aussi important de noter que ce sont ceux qui ont le moins de ces globules rouges, et relativement plus de globules blancs, qui présentent le plus de disposition aux congestions et aux inflammations. Il est donc des sujets pour lesquels on ne doit pas négliger, avec l'exercice et le régime, l'emploi du fer qui permet d'obtenir plus rapidement et plus sûrement cette richesse du sang qui assure une bonne circulation et qui, par suite, assure aussi contre les troubles nerveux, ce qui a fait dire avec raison que le *sang est le modérateur des nerfs*. — Il ne les modère pas, mais il pondère leurs fonctions différentes, en donnant à la vie toute son expansion.

Qualités de l'air.

Comme nous l'avons dit, les anciens tenaient grand compte des qualités de l'air pour le choix des promenades et des localités où l'on dressait les gladiateurs. « Græci aerum appelarunt spiritum vitalem » (Fréd. Hoffmann, *De arte prolong. vit.*)

La température de l'air, lorsqu'elle est variable, soumet les fonctions pulmonaires à des oscillations brusques dont on doit tenir compte, et pour cela il suffit d'assurer la régularité des fonctions de la peau pour prévenir les refroidissements qui peuvent résulter d'une soustraction rapide de calorique par évaporation.

C'est en raison de l'action sympathique du froid sur la peau et sur le poumon, qu'on doit éviter les grands courants d'air, quand le corps n'est pas en mouvement, et surtout pendant le sommeil.

La nuit, l'air se refroidit et le corps peut perdre plus de calorique par rayonnement. La texture et la couleur blanche des literies s'oppose à cette déperdition, mais elle est déjà plus sensible avec les couvertures de couleur. Ce point de vue, qui n'a qu'une médiocre importance dans la vie domestique, en prend une plus grande pour l'hygiène du soldat en campagne, où il est moins protégé du rayonnement céleste.

Certaines vapeurs, la fumée et tous les hydrogènes carbonés diminuent considérablement le rayonnement du calorique dans l'air ; parmi les essences, celle de lavande rend l'air le moins diathermal. On peut utiliser ces données, comme nous le verrons, pour l'hygiène du sommeil.

L'électricité de l'air joue un rôle remarquable dans l'acte respiratoire. Plus l'air est chargé d'électricité positive et plus il active l'hématose. Aussi de tout temps a-t-on reconnu le bénéfice de l'air des champs. L'air des habitations et des villes populeuses est électrisé comme le sol, négativement; aussi paraît-il plus lourd, moins actif. Il est mieux supporté par les poitrines délicates ou irritables qui y sont habituées, parce qu'il diminue l'activité de la respiration, et par conséquent met cette fonction dans un repos relatif. Les habitants obstinés des villes et surtout ceux qui ont des habitudes casanières, ressentent rapidement l'effet du changement d'air quand on les transplante, et presque toujours ils sont éprouvés par une inflammation des bronches. Cette activité de l'air de la campagne, que l'on peut éviter pour des malades, doit être recherchée pour l'*entraînement :* il en est une des conditions indispensables en le rendant plus rapide. C'est donc en plein air, et autant que possible dans un air ozonisé ou plus électrisé par la végétation que l'on doit choisir le terrain d'entraînement.

Pureté de l'air.

D'après ce que nous savons des dispositions anatomiques du poumon, il est facile de se rendre compte de la facilité avec laquelle les effluves et les gaz délétères sont absorbés par le sang. Parmi les gaz toxiques, l'un de ceux qui agissent le plus comme poison du sang, c'est l'oxyde de carbone; s'il n'est pas le plus redoutable, il le devient par la facilité avec laquelle il se produit par le fait d'une combustion incomplète du charbon, et surtout en raison de cette propriété de la fonte rougie qui laisse filtrer ce gaz, ce qui doit faire proscrire, de la manière la plus absolue, les poêles de fonte des casernes et des habitations.

Ce moyen de chauffage et tous ceux qui ne présentent pas un parfait tirage doivent donc être repoussés.

La rapidité d'absorption des vapeurs par le poumon, démontrée par l'expérience, doit également faire proscrire la fumée du tabac dans les habitations, et surtout dans les pièces qui sont destinées au sommeil.

Mais la principale cause de l'insalubrité de l'air est dans les poussières et dans les miasmes.

Les *poussières* qui ne sont pas arrêtées par les fosses nasales et qui sont assez fines pour pénétrer dans les bronches, y déterminent des incrustations quand elles ne sont pas éliminées par un procès catarrhal ; l'inspection microscopique des poumons d'hommes et d'animaux permet de constater cet encombrement des voies respiratoires par la poussière, et permet même de distinguer, par la nature des poussières et leur quantité, les animaux sauvages des animaux domestiques, et parmi les humains, les professions. Il est donc important d'éviter la poussière dans les habitations et de l'éviter aussi sur le terrain d'entraînement.

Les *miasmes* sont des matières organiques très-ténues, charriées par l'air, comme l'est la poussière la plus fine; ils sont dégagés par toutes les matières en putréfaction, et capables de déterminer des fermentations analogues à celles dont ils proviennent, ce sont des ferments de nature végétale ou animale, dans un cas comme dans l'autre se comportant comme les cryptogames; si nous prenons le champignon pour type du cryptogame, le ferment répond au *mycélium*. Ce mycélium, placé dans des conditions favorables, produit une conferve ou une mucédinée. Ces miasmes varient de nature suivant la composition des terrains et suivant leur humidité. Ils s'élèvent plus ou moins haut dans l'atmosphère, mais ils s'arrêtent tous à des hauteurs respectives peu considérables, aussi les voit-on disparaître sur les plateaux élevés et augmenter dans les vallées. Ils s'élèvent avec les premières chaleurs du jour, absolument comme ces fils d'araignées qui forment dans l'air les fils de la Vierge, ils retombent avec le serein et avec la pluie. L'ozone de l'air, et par conséquent la végétation qui le produit, sous l'influence de la radiation solaire, détruit en grande partie les miasmes que fournit à l'air le sol humide. Aussi est-ce par les saisons pluvieuses où le sol est plus humide et le ciel couvert, que ces miasmes se produisent le plus. De ces considérations, on doit déduire que le choix le meilleur pour un terrain d'entraînement est un sol peu humide (très-perméable ou imperméable), environné de champs ou de bois; que l'altitude offre des garanties de pureté de l'air; que l'on doit éviter le lever du soleil et son coucher, quand ils s'accompagnent de vapeurs sensibles ou de rosée abondante.

Le *rhumatisme*, qui sévit cruellement sur les armées en campagne, est bien moins le résultat du froid humide que de l'absorption des miasmes de terre qui sont de la nature des moisissures.

Si l'on faisait un tableau comparé des différentes espèces qui vivent sur terre et dans l'air, on verrait que la longévité dépend généralement de deux conditions : la pureté de l'air que l'animal respire, et la durée de son appareil de mastication. C'est ce qui explique que parmi les oiseaux, malgré leur activité plus grande de combustion, ceux qui perchent haut et vivent loin des villes jouissent d'une longévité remarquable.

Pour les animaux qui terrent, il y a une exception à cette loi, parce qu'ils jouissent d'une faculté d'assimilation très-grande, qui leur permet d'anéantir dans leur organisme les poisons végétaux ; c'est ainsi que les lapins résistent d'une manière remarquable aux alcaloïdes qui agissent si énergiquement sur d'autres animaux. Cette particularité me permet d'expliquer l'indemnité relative des animaux sauvages et des hommes aguerris sous l'influence des miasmes, indemnité qui s'explique par une activité plus grande de la nutrition.

Le typhus, qui éclate dans les camps, est la conséquence de la fermentation des produits humains. Ce fléau est le résultat fatal de toutes les agglomérations d'hommes que l'hygiène ne garantit pas. La propreté du corps et des vêtements, la purification régulière des murs avec un lait de chaux, l'observation exacte des prescriptions sanitaires, qui concernent les fosses d'aisances, suffisent pour conjurer le typus et la dysenterie.

Fonctions des muqueuses.

L'appareil digestif, l'appareil pulmonaire, et l'appareil génito-urinaire, offrent les dispositions de trois grands sacs indépendants, qui affectent des formes variées dans l'intérieur du corps, forme symétrique dans les régions faciales et thoraciques, asymétrique dans la région abdominale, puis symétrique pour le dernier appareil. La muqueuse, considérée en général, offre une parfaite similitude avec la peau ; elle présente comme elle une innombrable quantité de glandes variées. Ces glandes diffèrent suivant les appareils : pour l'appareil génito-urinaire et une grande partie de l'intestin, ce sont surtout des glandes mucipares qui excrètent du mucus destiné à lubrifier et à protéger la muqueuse même contre des actions dissolvantes. C'est ainsi que la muqueuse de la vessie n'absorbe pas du tout dans l'état physiologique, tandis que celle des uretères et des reins absorbe plus facilement.

Muqueuse digestive. — La muqueuse de l'intestin et celle de l'estomac n'ont pas les mêmes propriétés absorbantes. De là, cette distinction entre les aliments qui s'absorbent directement par l'estomac, comme les principes solubles de l'extrait de viande et le vin, et ceux qui ne s'absorbent par le même organe qu'après avoir été liquéfiés et transformés par la digestion gastrique (chymification), et de ceux qui ne sont absorbés par l'intestin qu'après une seconde digestion (chylification).

Ces différences permettent d'apprécier le rôle exact des différents aliments, suivant qu'on se propose de donner un réparateur immédiat des forces, sans qu'il ait besoin de subir les préparations digestives, ou bien un réparateur médiat devant subir une ou deux digestions. Cette distinction est importante, car l'homme qui vient de se livrer à un exercice violent, et qui a été en sueur, n'est pas disposé aussitôt après au travail de la digestion. C'est le cas de lui donner du bouillon et du vin. D'un autre côté, on ne doit pas perdre de vue que le tube digestif comme tous les autres organes est d'autant plus actif qu'on met à contribution ses fonctions dans une juste mesure.

Les aliments d'une digestion trop facile, trop rapide et trop réparante, ne doivent donc pas former la base de l'alimentation.

Non-seulement il est nécessaire de les varier, mais aussi de leur demander tantôt la résistance, tantôt le volume, tantôt la richesee. L'appétit est une garantie de la bonne nature des digestions, parce que sous son influence, la sécrétion du sac gastrique est plus abondante. Les aliments liquides comme la soupe doivent être proscrits, surtout le matin, ainsi que le pain frais ; on doit leur préférer le pain rassis qui a le double avantage de mieux se pénétrer des sucs, et de déterger mécaniquement la muqueuse de l'estomac du mucus qui la protége, et diminue son absorption et ses sécrétions du suc gastrique. Le biscuit agit dans le même sens.

Comme l'activité des fonctions digestives est subordonnée à celle des innombrables glandes de la muqueuse, il est toujours nécessaire de réveiller l'activité fonctionnelle de ces glandes, au début de l'äguerrissement, par un ou plusieurs éméto-cathartiques.

Muqueuse pulmonaire. — Elle se distingue des autres par une particularité fort importante, c'est qu'elle ne produit que des excrétions gazeuses, de sorte que physiologiquement il n'y a jamais d'atténuation ou d'empêchement à la perméabilité de l'air, si ténues que soient les ramifications bronchiques. Mais souvent la muqueuse pulmonaire s'irrite et devient le siége d'une excrétion de mucus, c'est l'état catarrhal.

Cet état morbide des bronches chez les hommes que l'on veut aguerrir, nécessite une attention spéciale s'il est accidentel, et surtout s'il est habituel. Il peut occasionner l'essoufflement plus rapide et, ce qui est plus grave, l'emphysème. Mais loin d'indiquer le repos, l'état catarrhal veut être combattu par l'exercice. La vie simple, rude et active de certains peuples de l'antiquité, les avaient placés dans un si juste équilibre, qu'il était honteux de cracher en public chez les Perses, chez les Lacédémoniens et chez les Romains. Tite-Live fait remarquer que ce ne fut qu'après les conquêtes de la Sicile, et l'importation des mœurs étrangères, qu'une infirmité pareille au besoin de se moucher s'infligea à la cité romaine.

L'exercice méthodique est tellement efficace pour conjurer toutes les fluxions qui se font sur les muqueuses, et cela en activant la circulation capillaire, que je suis convaincu qu'il est le plus puissant moyen prophylactique à opposer à la phthisie qui décime nos populations.

CHAPITRE VIII

PHYSIOGNOMONIE DE LA FORME ET MOYENS D'APPRÉCIER L'ÉTAT DES ORGANES

La science ne peut complétement s'appliquer qu'avec le concours de l'art. L'anatomiste le meilleur serait le plus mauvais chirurgien, s'il n'avait pas cette éducation des sens qui permet de voir avec les doigts et de toucher de l'œil, c'est-à-dire de combiner toutes les sensations pour avoir une idée plus précise, plus parfaite de l'objet qu'on observe. L'hygiéniste qui se propose de faire de l'entraînement ou de l'aguerrissement doit posséder à un haut degré cette faculté de voir et de bien voir comment la vie se traduit par les qualités extérieures. Cette sémiotique a d'autant plus d'importance qu'il sait expliquer la cause et la valeur d'un signe. Cela lui est plus facile qu'à ceux qui arrivent à posséder cet art, sans avoir cependant les connaissances anatomiques et physiologiques qui guident les sens comme l'esprit. Aristote (*Moral.*, lib. III) a été très-loin en physiognomonie ; il rapportait les instincts ou appétits des individus à des formes déterminées de la substance, cherchant à deviner ces appétits par la ressemblance plus ou moins comparée du sujet observé avec un ou plusieurs types animaux. Il faisait ainsi de l'anatomie et de la physiologie comparées. Les médecins gymnastes, habitués à voir continuellement des hommes nus, ne laissaient échapper, avec leurs yeux exercés, aucune des nuances qui pouvaient leur donner des idées précises sur la force et la santé.

Laissant de côté ce qui concerne les rapports du physique avec le moral, l'inspection du corps nous donne à première vue un grand nombre de notions, par l'allure et le maintien, sur les habitudes corporelles et les professions. La forme des os, la manière dont les muscles les enveloppent et se contractent, traduisent le passé et souvent même l'hérédité du sujet. La couleur, le brillant, la souplesse, la finesse, l'épaisseur de la peau et des produits épidermoïdes, expriment une foule de particularités.

Ce qu'il importe surtout à l'hygiéniste d'apprécier, c'est l'harmonie des appareils, afin de reconnaître rapidement la fonction qui prédomine, ou celle qui a besoin d'être relevée.

Le corps humain est un livre qu'on peut lire sans l'ouvrir (à la condition d'en avoir d'abord ouvert beaucoup) ; mais on peut faire plus en le faisant parler.

Faire parler le corps humain, ce n'est pas interroger verbalement le sujet, c'est augmenter ses activités fonctionnelles par un exercice suffisamment stimulant pour troubler un concert apparent ; alors, on voit comment s'effectuent la respiration, la circulation, les fonctions de la peau et celles des muscles. Il reste à scruter les troubles viscéraux qui corroborent la nature des troubles extérieurs, et rien n'est plus facile par l'auscultation et la percussion.

L'auscultation et la percussion des poumons et du cœur, la limitation par la percussion du foie et de la rate, doivent être faites avant et après *l'exercice d'épreuve* qui a pour objet de faire apprécier l'état physiologique et organique de tout sujet que l'on veut aguerrir.

TROISIÈME PARTIE

CHAPITRE PREMIER

MATIÈRE DE L'HYGIÉTIQUE

Sans suivre d'une manière absolue la division usitée du sujet et de la *matière*, c'est-à-dire de l'étude de l'homme, d'une part; de l'autre, celle des éléments au milieu desquels il est placé pour soutenir et manifester la vie, nous avons déjà effleuré les questions de physiologie qui concernent l'aguerrissement; il nous reste maintenant à développer le plan des moyens hygiétiques par lesquels il est possible d'aguerrir une armée. L'exposé de ce plan n'était pas chose facile, il fallait le réduire à de petites proportions tout d'abord, puis surtout démontrer qu'il est d'une réalisation facile. *Faire de l'entraînement*, ce n'est pas une chose neuve, ni douteuse quant aux résultats ; on a pu s'en convaincre en lisant les documents qui terminent la première partie de cette étude. Ce qui est neuf, c'est de vouloir étendre les bénéfices de l'entraînement à un grand nombre d'hommes, en procédant avec une méthode sûre et en ne demandant qu'un minimum de temps de trois mois. Mais si sûre que soit une mé-

8.

thode elle ne peut faire ses preuves que par *l'expérience*. Ce sont les termes de cette expérience que je me propose de déterminer dans cette dernière partie, et pour qu'il me soit plus facile de soulever les principales objections qui se présenteront, j'ai suivi l'exemple de Machiavel, en prenant la forme du dialogue.

Je n'en suivrai que mieux l'ordre dans lequel la théorie peut se concilier avec la pratique, et cette forme me donne le double avantage d'un exposé plus rapide et plus clair.

Le dialogue s'entame sans préambule entre un prince et un hygiéniste.

Le prince. — Je puis donc dire comme Cosimo à Fabrizio : « Voi avete aperto la via ad uno ragiona» mento quale io desiderava, e vi priego che voi parliate » senza rispetto, perchè io senza rispetto vi domanderò ; » e se io, domandando o replicando, senserò o accuserò » alcuno, non sarà per sensare o per accusare, ma per » intendere da voi la verità. »

Vos préliminaires prouvent certainement que la culture des hommes chez les anciens était mieux comprise que maintenant ; qu'ils savaient faire des hommes de guerre plus robustes, plus infatigables, plus forts dans la mêlée que ceux qui remplissent nos cadres. Je suis tout disposé à admettre que l'hygiène peut s'élever au rang des sciences les plus positives et les plus utiles, en s'appuyant sur les sciences physiques qui ressemblent aux clefs de la langue chinoise, toutes nécessaires pour lire intelligiblement ce livre si hiéroglyphique et si profond de l'économie vivante. Mais des hautes régions de l'intelligence à la saine pratique du métier, il y a des distances incalculables. Je crains que vous ne soupçonniez pas tous les obstacles qu'on rencontre pour vulgariser une seule application reconnue bonne, à plus forte raison lorsqu'il s'agit de tout un système qui en trouble un autre.

Dites-moi donc comment vous réaliseriez simplement une expérience si l'on vous confiait cinq cents hommes. Nous pourrons juger ensuite du nombre d'accessoires plus ou moins considérable qu'entraîne votre méthode d'aguerrissement.

L'hygiéniste. — Admettons que vous m'accordiez cinq cents hommes, je vous demanderais d'abord que ce soient des sergents, afin d'en faire des agents instructeurs après leurs trois mois d'école. Je vous demanderais en outre vingt chirurgiens aides-majors pour leur apprendre l'application de la méthode hygiétique; mais ne voyez pas dans ce nombre la nécessité d'augmenter plus tard le service de santé militaire, car, à la rigueur, un seul médecin-major pourrait surveiller l'aguerrissement de cinq cents hommes. Je n'augmente donc pas le nombre des médecins militaires, mais je rends leurs attributions mille fois plus utiles et plus intéressantes. Je vous demanderais pour cette école d'aguerrissement une musique militaire et des tambours. Enfin j'ajouterais vingt-cinq personnes pour le service de la cantine qui serait soumise à des règlements absolus et rigoureux.

Quant au commandement, il supposerait des officiers, des capitaines instructeurs et un colonel.

Le prince. — J'aperçois déjà une difficulté : quels seront les pouvoirs respectifs des commandants et de l'hygiéniste ?

L'hygiéniste. — Pour l'école d'aguerrissement, et je m'en tiens là, rien de plus simple que les rapports des commandants avec l'inspecteur sanitaire, parce qu'ils résulteront de l'organisation provisoire de ces cinq cents hommes. Ils rentreront sous la juridiction de leurs chefs légitimes, quant à la discipline. L'autorité ne sera donc pas déplacée, mais la discipline sera modifiée sans être atténuée. En effet, la discipline deviendra le régime hygiétique, et pour que ce régime soit uniforme sans compromettre l'égal aguerrissement de tous les hommes, ceux-ci seront divisés par centuries ; chaque centurie aura son régime particulier, suivant les besoins des sujets qui la composeront, et chaque homme pourra passer d'une centurie dans une autre suivant les indications que présenteront son état. Ce seront si l'on veut des centuries à tempérament.

Dans la 1re centurie se rangeront les sujets sanguins : richesse physiologique.

Dans la 2e les lymphatiques à prédominance de tissu adipeux : médiocrité physiologique.

Dans la 3e, les anémiques : misère physiologique.

Dans la 4e, les fiévreux : spléniques.

Dans la 5e, les débiles : troubles fonctionnels habituels ou accidentels.

Les centuries n'auront ni le nom des dispositions morbides, ni celui des régimes qu'elles comporteront, mais seulement le nom de leur numéro, car avec les progrès de l'aguerrissement les régimes d'abord différents se fonderont dans un même régime. L'infirmerie, d'ailleurs destinée aux centurions et aux éventualités, répondera aux indications spéciales que présenteront quelques sujets, alors que le régime de la 5e centurie sera devenue le même que celui des autres.

Les peines disciplinaires seront de deux degrés : au premier, elles diminueront ou détruiront les chances acquises d'un avancement en grade. Au second degré, elles amèneront l'expulsion simple de l'école d'aguerrissement. Au contraire, les récompenses seront nombreuses et stimuleront l'ardeur des centurions. Si nous supposons cette école organisée et fonctionnant depuis plusieurs années, il est évident que l'intérêt des commandants et celui de l'inspecteur sanitaire ne feront qu'un en vue du meilleur résultat possible.

Le prince. — J'admets la possibilité de bons rapports entre les hommes en vue d'un intérêt commun, surtout lorsqu'il s'agit d'hommes supérieurs et intelligents. Dites-moi maintenant comment vous répondrez aux exigences de régimes variés dont vous parlez.

L'hygiéniste. — Je voudrais tout de suite faire disparaître de votre esprit les préventions qui l'embarrassent au sujet de ces régimes; mais avant d'entrer dans les différences, il est indispensable que je vous explique en quoi consiste le régime hygiétique; ensuite il me serait facile, si vous le désirez, de vous démontrer que les cinq régimes reposent sur des pratiques très-différentes et que pourtant il n'y a pas l'ombre d'une difficulté à les établir sans aucun surcroît de dépense.

Le régime comprend l'habitation et le sol, les aliments et les boissons, les vêtements et les frictions, les exercices et le sommeil.

CHAPITRE II

DU SOL ET DE L'HABITATION

Le prince. — Songez que si bonnes que soient des améliorations, on ne peut réaliser que celles qui transforment insensiblement les choses actuelles sans en bouleverser l'ordre.

L'hygiéniste. — J'ai prévu cet argument si sensé, et je ne change pas le genre d'habitations qui est destiné aux troupes. Je rends cependant les casernes plus salubres en répondant aux principales indications de l'hygiène. Vous savez que l'agglomération des hommes les dispose à des états morbides graves. Le typhus des camps, des prisons, des casernes, prouve d'une manière irréfutable qu'il y a des inconvénients à faire vivre ensemble beaucoup d'hommes. Il faut donc, sinon beaucoup, au moins un peu d'art pour conjurer les effets fâcheux de l'agglomération qui est contre nature.

Les hommes vicient l'atmosphère qui les enveloppe par leurs émanations, ces émanations viennent des vêtements, des produits de la peau et de ceux des poumons. Ces émanations sont moins délétères quand les hommes sont purifiés par des lotions complètes et journalières, et c'est, comme nous le verrons, le cas des hommes qu'on soumet à l'aguerrissement. Cependant malgré leur santé et leur propreté tout, danger d'empoisonnement n'est pas éloigné parce que les effluves se condensent sur les murailles et sur les vitres, y déposent des matières organiques essentiellement putrescibles. Les murs des habitations condensant chaque jour de nouveaux produits, deviennent impurs, alors même que les habitants sont purs.

Il est facile de se rendre compte directement par l'expérience de cette propriété condensatrice des murs, en analysant l'enduit dont ils se recouvrent ; mais je puis citer un fait qui rendra plus sensible encore cette cause d'intoxication. Pendant une épidémie de fièvre typhoïde à Paris, un célèbre médecin des hôpitaux observa que la mort frappait fatalement certains lits de sa salle, et cependant ces lits étaient les mieux surveillés et occupés souvent par des malades privilégiés, parce qu'ils étaient près du cabinet de la sœur de charité. Il ne fallut pas longtemps au chef de service pour se rendre compte d'une action qui s'exerçait également aux quatre coins d'une salle qui avait un poêle au milieu. Il fit lessiver les murs et prescrivit l'aération de la salle d'une manière intelligente. Les lits des coins purent continuer à être privilégiés, mais non plus par la mort. Je voudrais donc que les murs de la caserne soient assainis tous les mois, et pour cela il suffirait de les badigeonner avec un lait de chaux.

De plus, l'aération des chambrées serait permanente pendant le jour, et elles seraient séparées des vestiaires pour ne pas ajouter aux émanations des hommes, pendant la nuit, celles de leurs vêtements du jour.

Permettez-moi d'entrer dans tous les détails auxquels la pratique nous oblige. Je rendrais obligatoires les soins de propreté de la bouche matin et soir. Il serait interdit de fumer dans les salles, pour diminuer les effets toxiques du tabac, dont l'usage serait toléré seulement en plein air.

Les latrines seraient isolées des bâtiments et aménagées de manière à ne présenter aucun inconvénient. Il en serait de même pour le champ de manœuvre, pour les bivouacs et les camps; des fosses de 2 mètres en nombre suffisant et assainies tous les jours par une addition de cendres.

Ces simples dispositions suffiraient pour éviter sinon des cas isolés de fièvre typhoïde ou de dysenterie, au moins la forme épidémique de ces maladies, attendu que les miasmes, pour se développer et constituer des foyers infectieux, ont besoin de trouver comme aliments des matières animales de rejet et de facile décomposition.

Je décrirais bien quelque chose de plus; mais en sortant des limites de l'utile, je crains de soulever des objections.

Le prince. — Ce que vous demandez est d'une exécution si simple et si facile que je serais fâché de vous voir omettre dans votre plan d'organisation de bonnes choses, dans la crainte de faire du luxe. Vous êtes loin de là, et il me semble que vous auriez tort de ne pas considérer comme de première utilité les choses agréables qui rendent l'état moral plus sain.

L'hygiéniste. — Vous allez au-devant de ma pensée, et je m'explique sans détours. Je voudrais rendre la vie du soldat aussi saine pour l'esprit que pour le corps, et qu'il se plaise plus des habitudes militaires qui seraient faites dans la caserne que des habitudes qu'il pourrait contracter dans la ville. Aussi voudrais-je dans l'école d'aguerrissement trois ordres de distractions.

D'abord une salle de café bien aérée, avec des jeux d'adresse, ce serait le fumoir des temps pluvieux, et la nature des consommations y serait surveillée par un procédé très-simple : la consommation de chaque homme serait portée sur un journal-registre et payé chaque quinzaine en déduction de sa paye. On mettrait ainsi à la portée des centurions de bons produits, et l'on pourrait facilement se rendre compte des écarts de régime et les réprimer.

Ce café serait fermé à huit heures du soir.

Le fumoir et le café est une habitude orientale du siècle, dont on peut amoindrir les inconvénients, mais dont il est difficile de ne pas tenir compte. Le meilleur moyen de réduire cette habitude, c'est de lui en adjoindre d'autres aussi agréables et plus utiles qui fassent diversion. C'est ainsi qu'en fermant le fumoir à huit heures, on ouvrirait une autre salle mieux ornée et plus noble, qui servirait alternativement à l'art et à la science. Les jours de conférences, les jeunes capitaines pourraient suspendre l'attention d'un nombreux auditoire en décrivant de grandes batailles, en faisant la peinture des grandes époques de l'humanité ou en faisant l'éloge de ces hommes dont les traits héroïques inspirent toujours, malgré les siècles, un mouvement d'émotion et d'émulation. Les jours de spectacle, on tâcherait de cultiver à la fois le sentiment esthétique des acteurs et des spectateurs. On pourrait former les centurions les mieux doués, les uns à dire des fragments des grands poëmes, les autres à chanter en chœur. La musique, qui répond à toutes les vagues expansions de l'âme, est faite pour l'élever aux plus hautes régions des sentiments et de la pensée. Il semble que la symphonie, qui prête des ailes à l'essence humaine, ait le don de lui dévoiler tout ce qui s'étend en dehors des horizons habituels. Or, élever l'homme sans élargir sa base ou élargir sa base sans élever son moral, ce sont deux excès également fâcheux : le premier énerve, le second abrutit. Toutes ces distractions utiles ne coûteraient rien que l'installation de la salle, et l'on pourrait même y joindre des danses d'almées, puisque j'ai demandé, comme vous vous le rappelez, vingt-cinq bacchantes.

Le prince. — Sauf les bacchantes, j'approuve complétement cette organisation somptueuse à peu de frais. Mais croyez-moi, ne parlez plus de votre corps de ballet, cela ferait rire et rien ne tue comme le ridicule. Je dois même ajouter que ce serait immoral.

L'hygiéniste. — Ce qui choque les mœurs habituels n'est que relativement immoral. Ce qui est véritablement immoral au point de vue religieux, c'est ce qui est contraire à la nature, à l'homme et à Dieu. Vous m'avez autorisé à dire toute la vérité, j'use donc de mon droit : ce qui est immoral, c'est d'exposer les soldats à un vice contre nature qui les dégrade. Ce qui est ridicule, c'est de ne pas être assez fort pour admettre franchement la nécessité; c'est de se croire moraliste, parce que, dans la crainte d'abaisser la morale, on ne veut pas faire attention aux égouts sociaux qu'on laisse croupissants et infectants. Du moment où l'on reconnaît que l'amour consacré par le mariage est un contre-sens avec l'armée permanente, que le célibat du soldat n'est pas équivalent à un vœu de chasteté, que ces amours doivent être profanes, je ne vois pas qu'il soit ridicule d'élever ces amours autant que le permet le beau physique.

D'ailleurs, ne serait-ce pas pour la dignité du soldat, ce serait pour sa santé, en le mettant à l'abri de toutes chances d'infection. La seule chose que je puisse donc faire pour ménager des susceptibilités, c'est de ne pas leur donner le nom de bacchantes et de leur conserver celui de cantinières.

Le prince. — Et qu'en ferez-vous en campagne? Machiavel recommande, et pour bonnes raisons, de proscrire absolument des armées cet élément contraire à la bonne discipline.

L'hygiéniste. — Machiavel avait raison, on doit proscrire d'une armée les femmes mariées qui peuvent être la cause de querelles et de jalousies, et qui peuvent, trop facilement pour la morale, passer du sacré au profane. On doit également repousser toutes les traîneuses qui débauchent les soldats; mais Machiavel n'aurait pas vu de danger pour la discipline, s'il avait songé à la possibilité de discipliner vingt-cinq bacchantes mieux qu'on ne discipline cinq cents hommes.

En campagne, elles suivraient l'armée ; elles en seraient comme le cœur qui aime le sang et le pousse en avant pour le verser partout. Elles feraient mieux encore que d'encourager les combattants par leur présence, elles sauraient relever les blessés et les consoler ; elles seconderaient à merveille les sœurs de charité dans les ambulances. Mais je regrette presque tous ces détails, et je m'empresse de revenir à la question de l'habitation que nous n'avons pas terminée. Une partie de la cour serait couverte pour les jours de pluie, l'autre serait au besoin abritée contre les ardeurs du soleil par un *velum*. Le sol serait un *turf*, c'est-à-dire un sol préparé pour différents exercices de saut en hauteur et en longueur. Il y aurait des chevaux de bois, des trapèzes, des jeux de balle et des jeux de boulet à canon ; des cibles pour le disque et le javelot ; un champ clos matelassé pour la lutte ; des piscines pour les ablutions. Dans le cas où la cour serait trop petite pour répondre à ces besoins, toutes ces dispositions seraient aménagées sur le champ de manœuvre.

Le sol du champ de manœuvre devrait être choisi près d'une rivière, assez grand pour être conservé à l'état de prairie artificielle, afin de n'avoir pas un terrain ni dur, ni boueux, ni poudreux. Des conduites d'eau permettraient son irrigation autant qu'il en serait besoin. L'éloignement de 1 à 3 kilomètres de la caserne ne serait pas un inconvénient, les centurions y seraient conduits au pas de course et la voie qu'ils auraient à parcourir ainsi devrait être arrosée suffisamment pour que cette masse d'hommes ne soulève pas sur son passage un nuage de poussière.

Notons que ce champ de manœuvre ne serait pas une dépense bien extraordinaire et qu'il pourrait servir à certains *sports* civils, comme les courses de chevaux.

CHAPITRE III

CHAMP DE MARS OU STADE

Le prince. — Je comprends bien que dans votre pensée ce champ de manœuvre offre des particularités; je serai donc bien aise que vous les fassiez paraître dans leur ensemble, en me donnant une idée plus exacte de son dessin.

L'hygiéniste. — Je suppose donc que la caserne n'offre pas une cour assez spacieuse pour y installer le *turf* dont je vous ai parlé; dès lors les centurions seraient du matin au soir sur le champ de Mars destiné à leur régime d'aguerrissement, et je continuerai cette hypothèse dans la suite de mon exposé.

Ce champ de Mars ou stade aurait une longueur de 1000 mètres sur 500 de largeur; il serait dans la campagne.

Du côté de la rivière, il présenterait une construction avec des tribunes faisant face au stade. C'est autour de cette construction qui pourrait être très-légère, mais qui serait spacieuse, que se grouperaient sur les ailes des hangars destinés à servir d'abris contre la pluie et le soleil. Ils seraient palissadés d'un côté. Ces hangars seraient attribués à tous les exercices qui ne comportent pas le stade et seraient élevés sur un talus disposé en gradin, du côté des pistes.

Au milieu de l'hémicycle formé par les tribunes et les gradins, se trouverait un polygone servant de cible à tous les projectiles qui peuvent être lancés à main d'homme. Ce polygone serait à l'un des foyers d'une ellipse dont l'autre foyer serait occupé par une autre pyramide polygonale présentant sur ses faces des échelles chinoises, dont nous verrons l'application quand je parlerai des exercices. L'ellipse ainsi formée serait destinée aux danses *pyrrhiques* et le reste du champ de Mars, disposé en champ de course, présenterait des pistes dont l'une avec des obstacles. La grande piste serait antérieure aux bâtiments que j'ai placés sur la rive, et cette piste se continuerait de l'autre côté du fleuve en amont et en aval de la façade, suivant la rive opposée. La petite piste, au contraire, viendrait se rallier à l'ellipse intérieure aux constructions. Je me borne à ces quelques traits qui demanderaient une figure pour être complets.

CHAPITRE IV

ALIMENTS ET BOISSONS

Le prince. — Je ne vois pas de difficulté sérieuse à la réalisation de ce plan, j'approuve même votre idée de réunir dans ce stade les conditions du sport civil à celles d'un champ de Mars ; il est du reste impossible de critiquer d'une manière sérieuse ce plan que la pratique seule peut modifier, s'il y a lieu. Continuer votre exposé sans craindre d'aborder les difficultés. Il est toujours digne d'intérêt de connaître un système qui sort du cerveau de l'homme, comme l'antique Minerve, armée de pied en cap, sortit de la tête du maître de l'Olympe ; il est surtout intéressant de comparer ce système avec ceux qui sont usités, car, dans les choses humaines, c'est moins Minerve que la *nécessité* qui fait loi, et la nécessité coud toujours du neuf avec du vieux ; aussi reconnaît-on dans beaucoup d'institutions des signes de vétusté qui peuvent faire dire qu'elles portent avec beaucoup de dignité leurs manteaux troués. Mais j'attends votre système au défaut de sa cuirasse.

L'hygiéniste. — Il faut maintenant que nous passions du stade à la cuisine, et que j'entre dans un détail que vous ne redoutez pas. Vous savez ce qu'on entend par la *ration du cavalier français,* ration bien et dûment calculée sur la quantité d'aliments azotés et hydrocarburés qui sont chimiquement nécessaires pour entretenir la vie. Ce n'est pas de cette ration que je me contente pour mes centurions. Il faut donner beaucoup à ceux dont on veut beaucoup exiger. C'est là une difficulté avec laquelle il n'y a pas à transiger. Le bouillon, la roast-beef et le vin sont nécessaires dans un régime qui opère le départ d'une grande quantité d'aliments constituants pour reconstituer des tissus à nouveaux frais. Pendant les deux premiers mois d'aguerrissement, sauf des cas particuliers, la nourriture ne doit pas être rationnée, mais elle doit être donnée dans la mesure de l'appétit. Je préviens tout de suite une objection : beaucoup de soldats avant d'entrer au service sont peu habitués à la viande ou ne le sont pas du tout.

Il serait exagéré et nuisible de les soumettre à un régime trop azoté. Je répondrai à cette objection par les expériences bien connues qui ont été faites en France dans une de nos grandes forges. On a évalué comparativement le travail des ouvriers français et celui des ouvriers anglais ; après avoir établi par des chiffres la supériorité du travail de ces derniers, on a nourri des ouvriers français comme les anglais, avec de la viande et des boissons alcooliques ; non-seulement, le travail français est devenu égal à l'anglais, mais il l'a même dépassé en raison d'une activité et d'une adresse plus grande. Si donc on veut faire dépenser plus à des hommes en travail mécanique, il est absolument utile de leur donner plus d'aliments réparateurs. Quant à quelques rares exceptions de sujets dont on ne peut transformer le régime, c'est au médecin d'en juger. Il est loin de ma pensée de limiter au vin, au rôti et au bouillon, les aliments des centurions, je crois au contraire qu'il est indispensable de varier leur alimentation avec des légumes frais et des œufs. Mais je proscris les ragoûts et les pâtes. Voici du reste le régime alimentaire du centurion pendant les deux premiers mois d'entraînement.

A la diane : pain rassis, un œuf dur et café noir. A neuf heures : biscuit de campagne avec 1/4 de livre (125 grammes) de vin. A 11 heures : bœuf rôti froid avec légumes à l'huile, 2/4 de vin. A 3 heures : 1/2 litre de bouillon froid, avec 1/4 de Marsala ou de vin analogue. A 6 heures : soupe grasse, viande rôtie et légumes chauds, 1/4 de vin.

En dehors de ces repas où le centurion mangerait à sa faim, toute boisson serait prohibée, excepté une infusion légère de café sans addition d'eau crue. L'usage des alcooliques consommés au café serait surveillé.

Dans le dernier mois d'aguerrissement, cherchant plutôt une pondération qu'une augmentation de forces, le centurion serait rationné ; on lui donnerait des aliments plus difficiles à digérer mais plus riches, comme la viande de porc, les œufs crus, en mitigeant la richesse de ces aliments avec de la choucroûte et des pommes de terre. On remplacerait le bouillon par du lait caillé ou du fromage frais et l'on disposerait ainsi le soldat aux nécessités de la vie des camps. Ce régime grossier offrirait alors de sérieux avantages en favorisant la condition de santé de ces hommes qui seraient déjà préparés par une plus grande activité de fonctions à une vie rude et sobre. Dans tous les cas, en dehors des rations de vin, le café seul serait permis comme boisson en raison de ses qualités alibiles, et surtout pour proscrire complétement l'usage de l'eau non bouillie; l'eau-de-vie avec le café remplacerait le bouillon avec le marsala. Le régime, tel que je viens de l'indiquer pour les deux premiers mois, se concilierait avec les exigences du champ de Mars, où chaque matin les centurions se rendraient avec leurs vivres. Le déjeuner de la diane et le repas du soir se feraient tous les deux au casernement. Vous voyez que j'augmenterais considérablement la dépense en fait de vivres, mais cette augmentation ne serait que temporaire, elle ne porterait que sur les 2/3 du temps consacré à l'école d'aguerrissement et elle serait très-profitable, puisqu'elle permettrait d'avoir des hommes plus vigoureux, plus robustes et mieux préparés aux fatigues et aux privations de la guerre. Un point essentiel, c'est de ne pas seulement donner du rôti et du bouillon, comme on le fait dans les hôpitaux, mais surtout de donner du rôti et du bouillon qui soient parfaitement préparés, de manière à représenter toute la richesse de la viande. C'est ainsi que la viande ne doit pas être rôtie au four, mais à un feu vif, et le bouillon ne peut être fait dans une chaudière en métal qui échauffent uniformément la masse du liquide et le porte à plus de 100 degrés, température à laquelle les principes extractifs de la viande se décomposent et se transforment, en cessant d'être assimilables. Le bouillon fait dans des vases de métal devrait, pour être bon, recevoir le calorique indirectement par un jet de vapeur d'eau à 100 degrés. Le liquide ne pouvant, dans ce cas, dépasser un maximum de 100 degrés conserverait toutes ses propriétés alibiles. Avec ce procédé de confection à la vapeur, le bouillon n'a pas un goût aussi appétitif, parce qu'il ne se développe pas certains produits empyreumatiques, comme dans le procédé de la marmite de terre. On peut facilement faire disparaître ce défaut, en ajoutant dans le vase de métal des déchets de viande rôtie. Pour celle-ci, la théorie est la même que celle du bouillon, elle demande un feu très-vif pour s'enduire d'un vernis de sucs desséchés qui empêchent l'issue du jus de viande. Il se forme alors une écorce croustillante chargée de produits empyreumatiques qui parfument la masse, et celle-ci ne s'élève pas à une température de plus de 100 degrés; elle conserve donc toutes ses propriétés nutritives.

CHAPITRE V

FRICTIONS ET VÊTEMENTS.

Le prince. — Je vois avec plaisir que vous ne détournez pas les obstacles et que vous allez droit à votre but, sans vous occuper du quand pourra-t-on, ni du qu'en dira-t-on. Vous voulez faire des hommes et vous les traitez comme des princes qui ont besoin de bien se restaurer; je ne vois pas de mal à cela; je n'y vois même que du bien, s'il est possible de concilier les intérêts de la guerre avec ceux des finances.

L'hygiéniste. — J'ai une profonde vénération pour *ce qui est*. Cela est, donc cela est nécessaire et c'est pour le mieux, en attendant que le monde soit meilleur. J'étends ce raisonnement aux infirmes et aux difformes de toutes espèces, aux goîtreux comme aux fous, car il faut bien que toute une population de malheureux, de disgraciés, d'aliénés, témoigne de l'état de choses.

Eh bien ! malgré mon respect pour ce qui est, je ne puis m'empêcher de sourire à la pensée qu'un prince ou qu'une république trouve très-utile de faire fabriquer des vaisseaux cuirassés, puis des boulets ruineux qui les transpercent, et trouve ruineux de dépenser beaucoup moins pour faire des hommes qui, sur mer comme sur terre, rendraient plus de services que ces perfectionnements. Je reviens à mes hommes pour vous parler de leurs vêtements. Sur cet article, si je n'entends pas faire de notables économies, du moins je n'augmente pas la dépense. Car le principal vêtement de l'homme, c'est sa peau. Tous les exercices palestriques, somascétiques et orchestriques du champ de Mars, je les fait faire le corps nu avec un simple caleçon de bain. Cette pratique est rigoureusement indiquée pour fortifier la peau par le contact de l'air et pour lui restituer toutes ses fonctions régulatrices des actes intimes de la vie. Je me suis suffisamment étendu sur ces fonctions en parlant de la peau, je n'entrerai ici que dans les détails du régime. Après les exercice du matin et du soir, exercices combinés comme nous le verrons pour se terminer par la sudation, le centurion se lave à l'eau froide de la tête aux pieds et l'ablution est suivie d'une friction rude; elle est *pratiquée* par les hommes entre eux, en intervertissant toujours les numéros d'ordre aux piscines, de manière à intervertir l'ordre des facteurs, de sorte que l'homme d'une centurie frictionne et soit frictionné alternativement par tous les hommes de sa centurie, changeant de place matin et soir à la piscine. Cette mesure a pour objet de sauvegarder la moralité et d'apprendre en même temps, à tous les hommes l'usage intelligent de la friction. A la suite des frictions, le centurion revêt une chemise, une ceinture de flanelle et un costume de toile ou de coton pouvant se lessiver facilement. Sur ce costume composé d'une culotte et d'un justaucorps en tissu végétal, le centurion, suivant les exigences de la température, peut ajouter une veste de drap galonnée. La coiffure est composée d'un mouchoir de toile damassée appliqué sur le chef par une bonne corde ou lacet de 7 mètres enroulée en couronne et recouverte par un turban formé par les deux longues serviettes qui servent aux frictions.

On devine aisément l'usage de cette coiffure : la première pièce est destinée à protéger de l'insolation pendant les exercices; la corde sert à la fixer et répond, comme nous le verrons, à l'exercice du laçot mexicain et au passage des fleuves.

Le turban est un renfort de protection contre les ardeurs du soleil pendant les marches, un moyen de protection dans le combat; il est une utilisation des serviettes qui sont indispensables aux soins de la peau. Ce turban est d'ailleurs fixé au-dessus du front avec une forte épingle portant le numéro du légionnaire, qui se trouve également sur toutes les pièces de son vêtement.

La chaussure du centurion serait une paire de sandales. Cette sandale serait une lame de bon cuir flexible, renforcée inférieurement dans son tiers antérieur et dans son quart postérieur par des armatures de fer sur lesquelles se visseraient des petites traverses de bois dur, de manière à augmenter la durée de la sandale ainsi que son élévation. Cette chaussure, fixée par des courroies doublées de peau de mouton, s'appliquerait sur le pied nu. Elle serait facilement nettoyée et graissée. Pour l'hiver et le bivouac, un bas de laine protégerait le pied et la jambe jusqu'au dessus du genou. Une fois par semaine les cheveux et la barbe seraient coupés en brosse; les ongles des mains et des pieds seraient rognés. Voici à peu près les indications générales du vêtement, laissant de côté tous les détails.

Le prince. — Jusqu'à présent, j'ai été de bonne composition, mais je commence à m'étonner de votre système, et je suis presque disposé à vous regarder comme un utopiste. Je veux bien cependant vous faire une concession en supposant que vous parveniez à donner à vos centurions un air martial, une apparence de force et de grandeur qui nous surprenne, loin de paraître ridicule. Je vous accorde même que vos centurions inspirent ce mélange de crainte et d'admiration qui résulte de l'aspect d'un corps parfaitement discipliné qui n'a aucun clinquant, aucun luxe, mais le prestige de la dignité et de la puissance. Mais, pour cela, n'oubliez pas que vos hommes ne sont pas encore équipés avec sac, fusil, giberne et munitions, et que ce sont là les détails les plus importants.

L'hygiéniste. — Je vous en prie, ne cessez pas d'être bon prince en prenant le bon partout où il se trouve, et d'abord ne vous étonnez pas du vêtement que je donne aux centurions. Rappelez-vous qu'il s'agit d'une école d'aguerrissement et que rien ne serait plus simple que de faire reprendre aux soldats aguerris leur uniforme habituel, si l'on ne voulait pas le modifier. Il n'y a rien d'extraordinaire à ce que cette école d'aguerrissement puisse servir, cependant, à apporter des modifications simples et utiles dans les habitudes militaires. Cette école devait être un champ d'expérimentation pour l'hygième militaire, c'est à ce point de vue que je me place et je ne voudrais pas en sortir. Ne vous étonnez donc pas des écarts que je puis faire avec les usages établis. Je vais sans plus tarder répondre à votre objection : je ne fais rien porter à mes centurions, ni sac, ni fusil, ni giberne, ni munitions. Je vous ai dit que je transformais leurs marches en courses, de manière à leur faire parcourir de plus grandes distances en moins de temps, et ce qui vous semblera singulier, avec moins de fatigue. Voici comment j'obtiens ce résultat : chaque centurie est munie d'un chariot long, construit de manière à servir de fourgon pour les armes, les vêtements, les munitions et les vivres, radoubé de lames de tôle pour qu'il puisse passer par les chemins les plus difficiles et calfeutré dans les joints des pièces de manière à pouvoir flotter comme un bateau plat pour le passage des fleuves. Ce chariot est traîné par vingt hommes au pas de course et relayés de dix en dix minutes. Dans ce fourgon, armes, munitions et vêtements se trouvent à leur numéro d'ordre, de sorte que rien de plus facile et de plus rapide que la prise d'armes. Il serait le poste du capitaine pendant les étapes, attendu que le meilleur cheval ne pourrait répondre aux besoins de son service. Vous verrez plus tard tout le parti que je tire de ce moyen de transport. Je me borne ici à vous faire remarquer que, si habitués que puissent l'être mes centurions à soutenir le pas de course pendant un long trajet, cela leur serait impossible de franchir, avec armes et bagages sur le dos, les distances que je pourrais leur faire parcourir sans aucun inconvénient avec mon système de fourgon. Vous ferez toutes les objections possibles, mais je suis sûr qu'elles tomberaient devant les résultats évidents de l'expérience.

Le prince. — Il y a un peu trop d'analogie entre votre moyen de traction et le régime de bêtes de somme qu'on faisait subir aux esclaves romains. Il me semble que c'est un singulier procédé pour faire une nation guerrière que de l'habituer au joug.

L'hygiéniste. — Je souhaiterais à nos soldats d'être aussi fiers et aussi forts que les vaincus des Romains; mais ce n'est pas précisément un joug que je veux donner à nos centurions. Leur attelage serait très-simple : un fort trait de corde sur lequel viendrait se fixer à distances égales des palonniers, qui ne seraient autres que les piquets des tentes. Chaque homme poussant devant lui, tenant à deux mains le palonnier à la hauteur de sa poitrine ajouterait à son effort une partie du poids de son corps. Ce mode de traction par les bras à demi-fléchis en avant est le plus avantageux, parce que c'est celui qui gêne le moins la circulation et la respiration. Comme je vous l'ai dit, toutes les dix minutes les hommes employés à la traction seraient renouvelés, sans même qu'il soit besoin d'un temps d'arrêt, et ils continueraient leur course en se plaçant derrière le fourgon. Après le quatrième relai il y aurait dix minutes d'arrêt, puis les hommes reprendraient leurs places en avant du fourgon. La vitesse ainsi obtenue serait au minimum de 2 lieues ou 8 kilomètres à l'heure, et il serait possible, avec des hommes bien aguerris d'arriver à 12 kilomètres. On pourrait donc, en deux étapes de quatre heures chacune, faire franchir aux centurions une distance de 16 lieues, et cela sans laisser de traînards, sans trouver le lendemain des hommes harrassés de fatigue, mais au contraire frais et dispos.

Le prince. — Ce résultat serait merveilleux, si nous n'avions pas de chemin de fer. Il aurait certainement enthousiasmé Napoléon Ier, qui n'épargnait pas les jarrets de ses soldats, prétendant, avec raison, qu'un bon capitaine doit multiplier la force par la vitesse. C'était une de ses formules mathématiques dans lesquelles il confondait hommes et boulets. Aujourd'hui nous n'avons plus besoin de faire traverser à pied des centaines de lieues aux troupes que nous envoyons sur le théâtre de la guerre ; nous les mettons en wagons et elles vont comme le vent. Cependant je vous accorde qu'en pays ennemi, où il faut renoncer à un transport aussi facile, votre système de courses rapides pourrait être d'une grande utilité.

L'hygiéniste. — Je reconnais que les chemins de fer peuvent être d'une grande utilité, à la condition de les pratiquer comme l'ont fait les Américains pendant leur guerre, ce qui ne peut vous empêcher d'admettre que des marches forcées de 15 lieues peuvent souvent décider de la victoire, surtout quand les troupes peuvent les supporter sans être démoralisées par la fatigue. Du reste, me retranchant dans mon rôle d'hygiéniste, je ne demanderais qu'une chose, ce serait de vous rendre sensible le résultat d'une expérience comparative dans laquelle 500 hommes aguerris et un égal nombre pris dans des corps d'élite, feraient plusieurs journées de marche à raison de 15 lieues par vingt-quatre heures. Vous verriez de part et d'autre combien d'hommes soutiendraient l'épreuve jusqu'au bout.

Le prince. — A ce train-là je serais curieux de savoir ce que vous feriez de la musique et des tambours.

L'hygiéniste. — Les instruments resteraient dans le fourgon ; mais comme il est utile de rhythmer la course comme la marche, tous les hommes seraient exercés à jouer d'un petit fifre, instrument peu mélodieux, mais très-facile et demandant peu de souffle. Les dix hommes de la colonne venant immédiatement après ceux employés à la traction, et les autres successivement joueraient du fifre. Le son perçant de cet instrument serait accompagné par le bruit métallique de petites pièces de laiton qui orneraient les jambières des centurions. Ces jambières, peu serrées d'ailleurs, serviraient à protéger les chevilles en donnant une enveloppe de renforcement aux tendons du tiers inférieur de la jambe. Nous verrons du reste l'utilité de ces accessoires dans les exercices du stade.

CHAPITRE VI

DES EXERCICES.

Le prince. — Vous arrivez enfin à question qui m'intéresse le plus, parce que je crois avec vous qu'on peut tirer d'immenses avantages des exercices de corps qui ne développent pas seulement les muscles, mais aussi les sens et cette intelligence du mouvement qui permet à l'adresse de surmonter des obstacles que la force seule ne peut surmonter. Puisque l'exercice doit être la base de votre système, ne craignez pas de me fatiguer en entrant dans tous les détails que comportent le sujet.

L'hygiéniste. — Ce n'est pas, comme je l'ai déjà dit, une exagération de travail musculaire qui peut conduire aux bénéfices de l'aguerrissement, c'est la mesure sage avec laquelle on fait progresser peu à peu les débiles, sans leur laisser perdre ni une heure, ni un jour, et surtout en ne leur laissant pas escompter en un instant les bénéfices qu'ils ne peuvent réellement obtenir qu'avec le temps. C'est pour cela que durant le premier mois, tous les exercices doivent être des jeux faciles et variés stimulant des efforts de courte durée, n'appliquant pas pendant longtemps les mêmes puissances musculaires, ni le même genre d'attention, afin d'éviter la fatigue corporelle, ainsi que l'ennui.

La variété des jeux est donc la première condition à remplir, et vous vous étonnerez peut-être dans un instant de la facilité avec laquelle on peut répondre à cette indication.

Le second point sur lequel je veux appeler votre attention, c'est celui de la série des jeux. Cette série devant occuper le centurion quatre heures de la matinée et quatre heures de l'après-midi, il est nécessaire d'observer un ordre d'après lequel les jeux difficiles, ceux qui exercent l'adresse et le coup d'œil, viennent tout d'abord, parce qu'ils supposent une somme d'efforts peu considérables dans un temps donné, tandis que dans le même temps les exercices faciles, mais rhythmés et précipités, représentent une dépense qui doit être assez grande pour amener au maximum des vibrations musculaires qu'on peut exiger suivant l'état des sujets, attendu que la série d'exercices doit toujours arriver à la sudation et se terminer par l'ablution froide et la friction.

Je ne vous fatiguerai pas de détails parce qu'ils sont tous dans la pratique de cette saine médecine qui s'appuie sur l'interprétation physiologique ; je vous rappellerai seulement la nécessité de médicamenter les hommes au début de l'aguerrissement, pour régulariser la manière dont ils doivent le subir. Les uns font trop de sang pour leur circulation capillaire qui n'est pas encore assez libre ; ils ont besoin de saignées ; d'autres subissant un mouvement de décomposition trop violent qui juge leurs prédispositions morbides, font du pus et se couvrent de furoncles : ils ont besoin d'un régime antiseptique particulier. Ceux-ci ne font pas assez de sang et ont besoin du fer comme analeptique, souvent du phosphate de chaux, lorsque l'état des os laisse à désirer ; ceux-là présentent des exanthèmes de différentes natures. Quand l'éruption est syphilitique, elle présage de plus grandes difficultés pour un aguerrissement rapide. A côté des moyens thérapeutiques et analeptiques qui doivent être employés, les indications physiologiques sont celles-ci : augmenter la liberté de la circulation capillaire simultanément par l'exercice et les frictions, augmenter l'activité des fonctions digestives.

Surveiller la respiration pendant les exercices et pendant le sommeil ; augmenter l'activité de cette fonction en fortifiant les muscles inspirateurs.

Ces indications posées, je reviens à la description des exercices.

Chaque centurie est divisée en quatre sections, chacune ayant son chef de file et un chirurgien. Chaque section est conduite sous le hangar qui lui est attribué dans le champ de Mars, et de sept à neuf heures, on occupe les hommes successivement au maniement du sabre et de l'épée; à des exercices nombreux de barres parallèles et de trapèze; à la lutte main à main, le coude appuyé; à la lutte main à main, couchés sur le dos; à éteindre une bougie par le vent d'un coup de poing; à ramasser par terre avec les dents en s'inclinant sur une jambe; à marcher sur une corde tendue et sur une sphère de bois, enfin tout ce que l'on peut imaginer en fait de jeux qui exercent la souplesse et l'adresse. Puis sur l'arène à toutes espèces de sauts en longueur, en hauteur et tous ceux qu'on peut faire sur des chevaux de bois matelassés. Le chef de file montrerait en tout l'exemple, tandis que le chirurgien de section, observant les défaut de chaque homme, le reprendrait sur sa manière de faire, en cherchant à lui faire comprendre ce qu'il fait mal et comment il pourrait mieux s'y prendre. Le chirurgien aurait soin surtout de régler l'ardeur apportée à ces jeux.

A neuf heures et demie, après la distribution de biscuit et de vin, commenceraient les exercices orchestriques; ce seraient des danses d'abord lentes et rhythmées, comme la danse des épées et des boulets, la valse aux javelots, puis des courses aux fifres sans obstacles, dont la rapidité serait réglée par l'allure que le chirurgien-major donnerait à son cheval, de manière à habituer les centurions à fournir avec une grande vitesse une carrière d'abord courte, mais chaque jour un peu plus longue. La série se terminerait par une espèce de tarentelle très-animée de manière à provoquer la transpiration, et les centurions iraient se laver et se frictionner aux piscines.

Après la collation de onze heures, les centurions feraient la sieste jusqu'à deux heures, puis ils auraient une heure de classe de chant.

A trois heures, commencerait la série des exercices du soir; ce seraient d'abord des exercices de cible variés. Les centurions, groupés autour du polygone, seraient abrités du soleil : à cet effet, un velum partirait du sommet du polygone sur chacun de ses côtés. Le polygone présenterait sur la ligne médiane des bouches numérotées, étagées depuis la base jusqu'au faîte. Le premier jeu consisterait à viser ces bouches fermées par un obturateur de papier. Chaque centurion aurait deux balles portant son numéro, l'une pour la main droite, l'autre pour la gauche. Ceux qui auraient plusieurs fois les honneurs de la partie recevraient des récompenses, non-seulement pour ce jeu, mais pour tous ceux qui comporteraient un concours. Le deuxième jeu, semblable au précédent, serait celui des bagues; il consisterait à lancer des anneaux de fer de manière à les accrocher à de petits piquets placés au-dessous des bouches. Le troisième jeu serait celui du javelot; le but placé à la base de chaque côté du polygone serait un paillasson avec un carton au milieu. Dans ces jeux chaque section concourrait successivement. Le signal du tir serait donné par le clairon, et aussitôt après le tir les hommes iraient reprendre leurs projectiles. Les difficultés de ces jeux seraient progressivement augmentées avec la distance; d'ailleurs la grande élévation du polygogne présenterait à elle seule des buts dont l'accès serait d'une difficulté très-variable. Après ces jeux les centuries sont conduites sur le bord du fleuve où elles passent aux différents exercices de natation. Là je ne leur apprends pas seulement à nager, mais à passer le fleuve sans nager. Il serait impossible d'apprendre en quelques semaines un exercice comme la nage, qui doit être pratiqué dès l'enfance; de plus, en supposant que tous les centurions sachent passablement nager, ce n'est pas une garantie suffisante dans le cas où il s'agirait de leur faire passer un courant rapide. Je dresse un homme par centurie à traverser le fleuve rapidement avec une ceinture de sauvetage et une pagaye, emportant avec lui une corde double destinée à servir de chaîne sans fin d'une rive à l'autre. Lorsqu'il est sur le bord opposé, un homme se pend à l'un des brins et est amené en faisant la planche. A mesure que le nombre d'hommes augmente sur la rive opposée, le nombre d'hommes que l'on traverse augmente aussi, pour décroître en raison de la décroissance de ceux qui restent sur la première rive. Vous comprenez qu'avec ce système je n'ai pas besoin de ponts de bateaux, attendu que les armes et les munitions peuvent passer dans le fourgon, qui n'est autre qu'un long bateau à fond plat. Vous comprenez aussi que si rapide et profond que soit le courant, je n'ai rien à craindre avec ce procédé qui exige seulement de la part des hommes une grande confiance les uns dans les autres, et l'habitude de faire la planche, ce qui est très-facile. Ce système ne m'empêche pas de perfectionner le plus d'hommes qu'il se peut dans l'art de la natation, et j'excite leur émulation par des concours. Quant à la longue corde dont j'ai besoin, elle est composée avec la réunion d'autant de cordes qu'il en faut, et ces cordes sont des laçots mexicains, dont je veux apprendre l'usage à nos centurions, parce que c'est un exercice d'adresse qui peut leur devenir utile dans maintes circonstances. C'est sur le bord du fleuve qu'ils s'exercent au laçot, en cherchant à lacer d'abord des corps flottants comme des bûches ; quand ils seront assez habiles je leur ferai lacer des canards et même des nageurs, car le laçot peut être un excellent moyen de sauvetage. Après ces jeux aquatiques je les ramène au champ de Mars sur la grande piste, où je les fais courir comme le matin. Une tarentelle, puis les ablutions et les frictions terminent encore les exercices du soir.

Le prince. — J'approuve vos exercices de natation; votre moyen de passer les rivières me paraît ingénieux et serait en tous cas favorable à un corps d'exploration. Je comprends tout le parti qu'on peut tirer d'un polygone ainsi conçu, et je vous félicite d'en avoir eu l'idée.

L'hygiéniste. — Je suis bien aise que vous me félicitiez au moins de ce qui n'est pas de moi : l'invention de ce polygone est celle d'un gymnaste de génie, aussi pourrait-on l'appeler : Cible-Triat. Jusqu'à présent je ne vous ai parlé que des exercices du premier mois, j'arrive à ceux du second.

Ayant déjà des hommes plus agiles, plus intelligents dans leurs mouvements, plus dociles à des commandements qu'ils comprennent mieux, j'aborde des genres d'exercices, non plus difficiles, mais plus durs.

CHAPITRE VII

EXERCICES DU DEUXIÈME MOIS.

J'ajoute aux exercices du matin la lutte corps à corps, suivie de frictions sèches. Je les fais courir et danser avec des boulets dans les mains, pour augmenter la puissance des muscles de la poitrine et des membres thoraciques. Je les habitue au pugilat pour leur apprendre à parer des coups, à en recevoir et à les bien porter. J'ajoute aux exercices du soir celui de l'échelle japonaise, dont je vous ai parlé, et que j'ai placée au second foyer de l'arène elliptique. C'est une pyramide élevée à pans peu obliques. Sur chaque face les échelons sont superposés de 2 en 2 mètres, chaque échalon répondant à un petit palier de 50 centimètres de large sur 130 de profondeur. Je fais monter et descendre ces degrés à nos centurions, ce qui ne peut se faire que par une rotation du corps autour de l'échelon servant d'axe.

Cet exercice a pour objet de développer les muscles inspirateurs et d'habituer nos hommes à se trouver en l'air sans éprouver de vertige.

Un second exercice plus dur encore et destiné à fortifier les reins et la paroi abdominale, consiste à leur faire monter de l'eau dans un réservoir placé au sommet de la pyramide. Chaque homme est assis sur son palier, le dos à fleur de l'échelon, les pieds passés sous une traverse; fléchissant les reins en arrière et portant en bas tête et bras, il prend les seaux qui lui sont présentés et se redresse pour les tendre à bout de bras à celui qui est au-dessus. J'ajoute que ces seaux sont de toile pour prévenir les accidents qui pourraient résulter de la chute d'un corps lourd.

Jusqu'à présent je faisais courir mes hommes sur la grande piste, mais maintenant, ils suivent celle qui présente des obstacles. Ces obstacles sont des haies d'épines, des fossés franchissables et infranchissables, enfin des murs de 3 mètres. Les buissons d'épines ont 1 mètre et doivent être franchis comme les petits fossés qui ont 2 mètres de largeur. Quant aux murs, ils doivent apprendre aux centurions à s'entr'aider; il y en a quatre sur la piste, et à chacun tour à tour une section de centurie fait un talus vivant aux trois autres sections, puis deux hommes appuyés contre le mur prêtent la main et l'épaule à ceux qui ont fait le talus; les deux avant-derniers, à cheval sur le pan, font passer les deux derniers. J'obtiens ainsi un passage facile, rapide et même silencieux, malgré les difficultés de l'obstacle. Pour le grand fossé je fais de même : une section le comble et les trois autres passent sur leurs épaules.

Le prince. — Si je comprends bien votre système, ces

avantages ne sont pas aussi grands qu'ils le paraissent, car il me semble qu'en campagne vous ne faites pas marcher des centurions sans leurs chariots; or, si vos hommes peuvent facilement surmonter des obstacles, il n'en sera pas de même de vos fourgons.

L'hygiéniste. — Les grands obstacles comme les murs n'ont pas besoin d'être passés par les chariots, mais par des hommes armés que l'on veut envoyer en tirailleurs. Quant aux petits obstacles comme les fossés et les torrents, ils n'arrêteraient pas nos fourgons, alors même qu'on n'aurait pas le temps de faire un pont d'arbres. Un détail que j'ai omis avec beaucoup d'autres, c'est que chaque chariot présente une proue assez élevée pour entrer facilement dans un fleuve sans être débordé par l'eau. Cette disposition serait insuffisante dans les cas où il serait urgent de traverser un torrent à bords escarpés; mais cette difficulté s'évanouit en usant d'un procédé très-simple. Je fais tendre d'un bord à l'autre deux câbles parallèles qui s'engagent dans des gorges que présentent en dedans les moyeux des roues, j'improvise ainsi deux rails sur lesquels un ou plusieurs fourgons peuvent facilement passer sans perte de temps. J'ai donc un avantage sur les moyens de transports habituels, puisque non-seulement j'ai des hommes qui peuvent passer partout, mais aussi des fourgons de munitions et de vivres qui peuvent les suivre aussi loin que possible; s'il s'agit de chemins à mulets, il est évident que je ne puis faire qu'un fourgon y passe comme une mule.

Mais je reviens sur la piste dont nous sommes sortis,

pour achever ce qui concerne les courses. Dans le cours du second mois, tous les dimanches, j'institue des courses de vitesse sur la grande piste, en augmentant peu à peu la distance du but; je joins à ces courses des joûtes de nage et des exercices de polygone, stimulant l'ardeur des concurrents par des prix dignes d'exciter leur émulation. J'excepterai de ces jeux où les premiers seraient récompensés, deux variétés de courses qui sont seulement utiles pour disposer les hommes aux difficultés de la guerre. La première c'est celle avec obstacles qui suppose un aide réciproque des centurions; la seconde est un exercice fait pour habituer les hommes à marcher à plat ventre en se servant de moyens de progression analogue à ceux de la nage. On sait la grande utilité que les tirailleurs trouvent dans ce genre de progression, qui leur permet de ramper en s'abritant par des inégalités de terrain. Certaines peuplades sauvages arrivent même à une imitation si parfaite de la progression du serpent, que c'est un de leurs stratagèmes que de surprendre l'ennemi après une marche terre à terre, sinon rapide, au moins silencieuse et invisible. Sans avoir ni la prétention, ni le besoin d'atteindre leur perfection, il est utile d'exercer les hommes à ce genre de locomotion, pour qu'ils l'utilisent en temps et lieux. Je ne veux pas omettre un détail qui importe au moral des soldats : je veux parler d'un champ d'honneur. Quoi qu'on puisse dire du duel, il est nécessaire, parce que l'homme doit tenir encore plus à sa dignité qu'à sa vie. Il faut être très-grand et très-puissant pour pardonner un outrage, il faut être très-intelligent et très-digne pour savoir faire des excuses légitimes. Ce que les deux adversaires ne peuvent faire entr'eux, un jury d'honneur peut y réussir, si l'affaire peut être arrangée sans qu'il en résulte des rapports fâcheux dans les relations ultérieures. Mais si l'injure suppose un délit inconciliable avec l'honorabilité de l'outrageant, le jury d'honneur doit se déclarer non incompétent, mais ministère public contre le coupable, qui dès lors relève du tribunal militaire. Si les termes conciliateurs du jury d'honneur ne sont pas acceptés par les adversaires, le duel a lieu, au sabre pour les centurions, à l'épée pour leurs chefs. Chaque duel devant être un exemple, je veux qu'il soit public, pour apprendre à tous ce que vaut l'honneur; par conséquent, dans ce duel, les égratignures ne comptent pas et les témoins ne peuvent intervenir qu'au moment où l'un des adversaires laisse tomber son arme ou tombe lui-même. Il faut rendre à César ce qui est à César et à Dieu ce qui est à Dieu. L'honneur est notre sauf-conduit dans ce monde, comme la pureté l'est pour un autre selon les meilleures religions.

Le prince. — Je crois comme vous à la nécessité du duel qui juge les questions d'honneur, car elles ne peuvent être jugées par les tribunaux auxquels n'affèrent que les questions de droit. J'aurais désiré vous voir songer aussi aux pratiques religieuses. Vous savez ce que dit Machiavel de la religion, et combien elle est utile pour élever le moral et soutenir le courage des soldats.

L'hygiéniste. — C'est un point délicat chez les peuples qui sont partagés par des dogmes différents, moins délicat dans un royaume où tous les sujets sont à peu près catholiques ou protestants. Cependant il est facile de concilier les droits de l'homme qui supposent la liberté de conscience avec les besoins religieux : il suffit pour cela de distinguer parfaitement la discipline militaire de la discipline religieuse, de manière à ne pas rendre obligatoires des pratiques de dévotions qui sont profanées dès qu'elles ne sont pas volontaires. Pour l'école d'aguerrissement je laisse donc les mystères sous la dalle du temple qui doit les habiter. Je ne conserve dans le champs de Mars qu'une pratique qui est commune à tous les cultes, c'est la prière. Matin et soir, groupés autour de leurs chefs, au son du clairon, les centurions mettent un genou en terre, et chacun est libre d'élever les yeux au ciel. En campagne, c'est différent, l'aumônier du régiment répond aux besoins communs, et il trouve sur le champ de bataille une moisson d'autant plus riche que les sentiments religieux ont pu mûrir sans l'ivraie de la haine.

Le prince. — Il y a du pour et du contre à cette manière de penser. Rappelez-vous l'histoire des moutons de Panurge, et vous conviendrez que l'imitation et l'habitude sont deux courants qui emportent l'humanité. La philosophie est belle à contempler dans des régions bien au-dessus de toutes les têtes, mais elle fait toujours une mauvaise figure quand on veut la mettre à la mode, parce que son caractère est immuable, tandis que tout ce qui est humain suppose des mutations. Ainsi la liberté de conscience, qui est une idée philosophique mise à la portée de tous, devient une source de révolutions sociales. Pendant qu'on discute les grandes vérités et que le choc des intelligences fait jaillir des étincelles, il y a éclipse de soleil pour les masses; entre la foi et la raison, elles ne voient plus clair.

L'hygiéniste. — Il faut opter entre une organisation sociale théocratique, ou bien une organisation économique; l'une est passée, l'autre est à venir. A l'imitation et à l'habitude, vous avez oublié d'opposer un troisième courant, c'est le progrès. Les frontières ne lui sont plus des digues suffisantes, il déborde partout; les obstacles que vous lui opposerez ne feront que retarder sa marche et rendront plus perturbatrice son invasion. Vous pouvez le contrarier au lieu de régler son cours, mais vous ne pouvez lui faire la guerre, parce que le principe de la guerre comme de l'industrie, c'est le progrès, et si ce principe se traduit de deux manières différentes dans les âges de l'humanité, vous aurez beau faire, vous ne trouverez pas ce principe en vous armant des jouets de l'enfance pour abattre les activités de la raison émancipée. C'est pour cela que je vous engage à faire des hommes, non-seulement pour manier ces armes que j'appelle des jouets, mais pour modérer cet écart du progrès qui fait des populations bâtardes, parce qu'on ne s'empresse pas de légitimer son union avec la société.

Pardonnez-moi cette ruade, je reviens à l'aguerrissement et j'aborde l'exposé rapide des exercices du troisième mois.

CHAPITRE VIII

LE BIVOUAC ET LE CAMP.

Après les deux mois passés dans le champ de Mars, je crois utile de replacer le soldat dans les conditions d'une vie rude et disciplinée qu'il est dès lors parfaitement à même de supporter sans avoir à souffrir des fatigues ni des intempéries. Je dirige donc mes centuries sur les bords de la mer pour les former à toutes les exigences du bivouac et du campement. Notez que je ne change rien à l'organisation établie, si ce n'est que je rends dès lors la plus grande part de l'autorité aux officiers qui, jusque-là, l'avaient partagée avec les chirurgiens, en s'accommodant avec les indications de l'aguerrissement. Les centuries et leurs fourgons font des journées d'essai comme rapidité et comme longueur de course, jusqu'à ce qu'elles arrivent à un endroit favorable pour leur campement au bord de la mer.

L'une des questions les plus importantes au point de vue de l'hygiène, c'est le sommeil du soldat sous la tente. L'humidité et les émanations du sol, le froid des nuits, les conditions défectueuses du lit que le soldat peut se faire, tout concourt à rendre fâcheux les résultats de la vie de campagne. Pour obvier à ses inconvénients, je fais des tentes basses de 10 mètres de longueur, 5 mètres de largeur, supportées par trois rangées de piquets dont la moyenne offre des piquets d'une hauteur double de celle des autres. Ces tentes sont de toile jaune, de manière à présenter un plus grand pouvoir réfléchissant et enduite d'huile de poisson. Elles peuvent loger chacune vingt hommes, et elles rayonnent autour d'un cône élevé favorisant un tirage de manière à pouvoir les enfermer chaque jour, en allumant devant leurs issues des feux de bois résineux. Les lits sont faits de sable et d'herbes sèches. Chaque centurion dort avec ses vêtements, des bas de laine, son manteau et une serviette sur la figure. Les fourgons couverts de toile, servent aux officiers. Ces dispositions sont les mêmes pour le bivouac et le campement, seulement pour ce dernier les tentes sont environnées de tranchées de 1 mètre pour assurer le siccité du sol. Les exercices usités sont la lutte, le pugilat, la danse et la course, suivis d'ablution et de friction.

La nourriture est rationnée comme celle des troupes en campagne; elle est enrichie par du poisson. Le camp est levé chaque semaine pour être porté ailleurs, afin d'habituer les hommes à s'installer à de nouveaux frais. J'ajoute des prises d'armes et des manœuvres fréquentes, des exercices de tir, des reconnaissances et des feintes d'attaque en tirailleurs, enfin tout ce que comporte la condition de soldats parfaitement aguerris et disciplinés.

Ma conclusion est donc celle-ci : c'est qu'en trois mois d'école d'aguerrissement on peut faire cinq cents sergents instructeurs, vingt chirurgiens et des officiers capables d'appliquer à un grand nombre de soldats les bénéfices de cette méthode qui peut faire des hommes plus sains, plus adroits, plus forts et plus utiles à leurs pays. Mais tout ce que je pourrais dire à ce sujet ne vaudrait pas les résultats de l'expérience.

Le prince . . . .
. . . .

Le prince et l'hygiéniste sont une fiction; le premier est le ministre interprète des besoins de la société; le second est :

Minister interpres naturæ.

POST-FACE.

A la fin de cette étude, je sens le désir d'admirer la critique du lecteur le plus bienveillant, qui m'accusera, non sans raison, d'avoir traité un sujet si fécond et si large dans un cadre trop étroit. Ce travail n'est qu'une esquisse trop rapidement faite au milieu des distractions et des entraînements du voyage. Commencée en Suisse et continuée en Italie, je l'aurais gardée comme une ébauche sur le chevalet, si je n'avais le projet de reprendre cette œuvre sur des bases nouvelles, et avec les données irréfutables de l'expérience. En attendant le moment désiré où je pourrai travailler dans ce sens, puisse cette simple esquisse vulgariser un ordre d'idées qui me semble répondre aux besoins du présent comme à ceux de l'avenir.

Vte DE VAURÉAL.

Venise, 3 Janvier 1869.

TABLE DES MATIÈRES

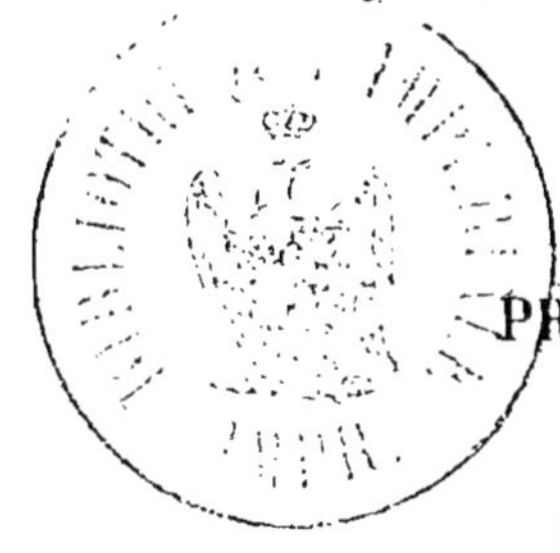

PREMIÈRE PARTIE.

CHAPITRE I.

DE L'AGUERRISSEMENT.

CHAPITRE II.

PARALLÈLE DE LA SOMASCÉTIQUE ET DE L'HYGIÉTIQUE.

CHAPITRE III.

ORIGINES DE LA GYMNASTIQUE.

CHAPITRE IV.

MÉTHODE GYMNASTIQUE DES GRECS.

CHAPITRE V.

LA GYMNASTIQUE CHEZ LES ROMAINS.

CHAPITRE VI.

LA GYMNASTIQUE EN FRANCE.

CHAPITRE VII.

DE L'ACTIVITÉ DES FONCTIONS.

CHAPITRE VIII.

DOCUMENTS SUR L'ENTRAINEMENT DU PUGILISTE.

DEUXIÈME PARTIE.

CHAPITRE I.

DISTINCTION DES FONCTIONS.

CHAPITRE II.

DU MUSCLE.

CHAPITRE III.

DU SANG.

CHAPITRE IV.

DE LA TENSION DU SANG DANS LES VAISSEAUX.

CHAPITRE V.

DES FONCTIONS DE LA PEAU.

CHAPITRE VI.

FONCTIONS PULMONAIRES.

CHAPITRE VII.

FONCTIONS DES MUQUEUSES.

CHAPITRE VIII.

PHYSIOGNOMONIE ET MOYENS D'APPRÉCIER L'ÉTAT DES ORGANES.

TROISIÈME PARTIE.

CHAPITRE I.

MATIÈRE DE L'HYGIÉTIQUE OU MOYENS D'AGUERRISSEMENT.

CHAPITRE II.

DU SOL ET DE L'HABITATION.

CHAPITRE III.

CHAMP DE MARS OU STADE.

CHAPITRE IV.

ALIMENTS ET BOISSONS.

CHAPITRE V.

FRICTIONS ET VÊTEMENTS.

CHAPITRE VI.

EXERCICES DU PREMIER MOIS.

CHAPITRE VII.

EXERCICES DU DEUXIÈME MOIS.

CHAPITRE VIII.

LE BIVOUAC ET LE CAMP.

FIN DE LA TABLE.

PARIS — IMPRIMERIE DE E. MARTINET, RUE MIGNON, 2.

Paris. — Imprimerie de E. MARTINET, rue Mignon, 2.

www.ingramcontent.com/pod-product-compliance
Ingram Content Group UK Ltd.
Pitfield, Milton Keynes, MK11 3LW, UK
UKHW022058190726
13855UKWH00002B/538